Pauline Höppner

Endlich Schlank!

INTERVALLFASTEN FÜR FRAUEN

Fett verbrennen am Bauch & Hungerstoffwechsel ankurbeln durch intermittierendes Fasten. Gesund abnehmen mit Intervallfasten 16:8 & 5:2 - auch für Anfänger

Originale Erstausgabe Februar 2020
verlegt durch KR Publishing.

1. Auflage

Bibliografische Information der Deutschen Nationalbibliothek

Die Deutsche Nationalbibliothek verzeichnet diese Publikation in der Deutschen Nationalbibliografie, detaillierte bibliografische Daten sind im Internet unter https://portal.dnb.de abrufbar.

Druck/ Auslieferung: Amazon oder Tochtergesellschaft
Independently published

ISBN:
978- 3-948593-08-7 [Taschenbuch]
978-3-948593-07-0 [ebook]

Inhalt

Vorwort **6**

Kapitel 1: Die Ernährung im Wandel der Zeit **7**

Kapitel 2: Die Folgen: Wenn Essen krank macht **12**

Kapitel 3: Der Stoffwechsel - Der Motor des menschlichen Körpers **16**

Der Stoffwechsel als Spielmeister 16

Die zentralen Stoffwechselprozesse 16

Anaboler und kataboler Metabolismus 18

"Guter" und "schlechter" Stoffwechsel 18

Pause für den Stoffwechsel 19

Die Stoffwechseltypen 19

Kapitel 4: Die Welt des Fastens **21**

Seit wann wird gefastet? 21

Fasten im religiösen Kontext 21

Verschiedene Fastenmethoden: von A wie ayurvedisches Fasten bis T wie Teefasten 24

Kapitel 5: Die Grundlagen des Intervallfastens **27**

Fasten im Intervall 27

Intervallfasten: wie alles begann 27

Der kleine, feine Unterschied 28

Intermittierendes Fasten: Ein Trend mit prominenter Fangemeinde 29

Ernährungsumstellung vs. Diät 29

Intervallfasten für Frauen 33

Mindset 36

Kapitel 6: 10 gute Gründe - Die Vorteile des Intervallfastens **42**

Kapitel 7: Die Fakten - Studien zum Intervallfasten....................46

Kapitel 8: Der Mythos vom "Stoffwechsel-Stopp"....................49

Kapitel 9: Wie viele tägliche Mahlzeiten sind ideal? 50

Warum es keine Pauschalantwort gibt 50

Dein Hungerprotokoll - finde deinen eigenen Weg 52

Kapitel 10: Hinweise zum Intervallfasten 56

Ist das Intervallfasten für jeden geeignet?....................56

Mögliche Begleiterscheinungen 57

Wohlbefinden vs. Durchhaltevermögen 57

Intervallfasten bei hohem Übergewicht und Adipositas....................58

Kapitel 11: Die Varianten des Intervallfastens 59

Kapitel 12: So klappt's - Worauf muss beim intermittierenden Fasten geachtet werden?....................62

Kapitel 13: Der richtige Rhythmus und wie du ihn findest 69

Kapitel 14: Dein Weg zum Intervallfasten - Vorbereitung und erste Schritte.......71

Kapitel 15: SOS: Was schiefgehen kann und wie damit umzugehen ist...............83

Kapitel 16: Häufige Fehler beim Intervallfasten 86

Kapitel 17: Hunger aushalten und reduzieren - Wunderwaffen und Hilfsmittel ..88

Kapitel 18: Warum die meisten Diäten scheitern....................91

Kapitel 19: Tipps und Tricks - Loslegen, dranbleiben und Erfolge feiern 93

Kapitel 20: Abnehmplateaus und wie du sie überwindest 98

Die Gründe hinter dem Stillstand 98

Das Abnehmplateau überwinden....................101

Der richtige Umgang mit Abnehmplateaus 103

Kapitel 21: Der Jojo-Effekt und wie du ihm entgehst....................104

Der Jojo-Effekt und das Überleben 104

Dem Jojo-Effekt entgegenwirken 104

Kapitel 22: Den Stoffwechsel ankurbeln 107

Kapitel 23: Sinn und Unsinn - Supplemente zum Abnehmen 111

Können Abnehm-Präparate helfen? 112

Hinweise zum Kauf von Abnehm-Präparaten 112

Kapitel 24: Unterstützung beim Fasten - Apps, die dir den Rücken stärken 114

Kalorienzähler 114

Fastenplaner 115

Gewohnheitstrainer und Motivations-Apps 116

Trainings-Apps 117

Allrounder 118

Kapitel 25: Fragen und Antworten...120

Schlusswort 124

Nimm dir Zeit... 125

Weitere Werke von KR Publishing 128

Lust auf mehr? 129

Impressum 130

Vorwort

In unserer heutigen Gesellschaft haben die meisten Menschen Lebensmittel im Überfluss. Die Folge davon ist allerdings, dass Übergwicht ein Problem der heutigen Zeit ist. Vor allem wir Frauen neigen meist eher dazu das eine oder ander Kilo mehr zu haben. Diese Tatsache ist natürlich auch geschuldet. Dennoch ist es wirklich nervig, wenn man nur bei dem Angucken eines Kuchenstückes das Gefühl bekommt mindestens ein Kilo zugenommen zu haben. Ist man dann irgendwann angekommen, dass einen sein Gewicht wirklich stört und etwas verändern möchte, kann man es gar nicht abwarten bis man die Erfolge sieht und an seinem Ziel angekommen ist. Dementsprechend greift man zu der nächstbesten Diät, die einem über den Weg läuft und einem zusagt. Was dann folgt sind Tage, Wochen und Monate, in denen man auf viele Dinge verzichten muss, sich müde fühlt und die meiste Zeit einfach nur noch gereizt und unzufrieden ist.

Doch damit ist nun endlich Schluss!

Sich endlich wohl in seinem Körper fühlen, muss nicht schwer und mit Verzicht verbunden sein. Mithilfe des Intervallfastens wird es dir gelingen, dein Gewicht zu reduzieren, ohne dabei Verzicht üben zu müssen. In diesem Buch wirst du zunächst eine generelle Einführung darüber bekommen was es mit dem Stoffwechsel und dem Fasten auf sich hat. Anschließend wirst du genauestens in die Welt des Intervallfasten, mit all seinen Facetten, eingeführt. Sodass so gut wie keine Fragen offen bleiben sollten und du direkt starten kannst.

Du kannst direkt damit starten, dein Leben in die Hand zu nehmen und etwas zu verändern. Diäten und Unwohlfühlen in deinem eigenen Körper hören der Vergangenheit. Gemeinsam mit dem Intervallfasten kreiert du eine Version 2.0 von dir, die auch dich überraschen wird. ***Dabei wünsche ich dir ganz viel Spaß und Erfolg.***

Pauline Höppner

Kapitel 1: Die Ernährung im Wandel der Zeit

Die Ernährung war immer und ist auch heute noch ein großes Thema. Der Mensch muss essen, um leben zu können und er muss ausgewogen essen, um gesund zu bleiben. Hast du dich schon einmal gefragt, wie sich unsere Vorfahren ernährt haben? Diese und weitere Fragen rund um die Ernährung des Menschen werden im ersten Kapitel dieses Buches geklärt. Begeben wir uns auf eine Zeitreise durch die menschlichen Ernährungsgewohnheiten.

Die Jäger und Sammler der Steinzeit

Über einen langen Zeitraum hinweg aßen unsere Urahnen fast ausschließlich Obst, wildes Gemüse und rohe Pflanzenteile, wie zum Beispiel Wurzeln und Nüsse. Entsprechend schwer war es oftmals, genügend Nahrung aufzubringen. Schließlich verbrauchte die Suche nach eben dieser Nahrung enorm viel Energie. Das Sammeln war also eine äußerst strapaziöse und manchmal auch frustrierende Angelegenheit. Vor allem in Trockenzeiten fielen viele Menschen dem unerbittlichen Hunger zum Opfer. Vor rund 1,5 Millionen Jahren erweiterte sich die Speisekarte um ein bedeutendes Element: Fleisch. Der Mensch begann zu jagen und entdeckte damit eine vergleichsweise effiziente Art, die "Speisekammer" zu füllen. Je nach Größe des Tieres, konnte man sich mehrere Tage lang davon ernähren - sofern man es denn schaffte, eines zu erlegen. Waren Gewässer in der Nähe, boten Fische eine wunderbare Proteinquelle, auf die unsere Vorfahren gerne und reichlich zurückgegriffen haben. Grundsätzlich lebte der Großteil der Menschen als Nomaden. Sprich: Die gruppenartigen Zusammenschlüsse blieben nie lange an ein und demselben Ort, sondern zogen stetig umher. Ein Grund dafür war das wechselhafte Klima. Über die letzten 2 Millionen Jahre hinweg gab es rund zwölf mehr oder minder heftige Wechsel zwischen Warm- und Eiszeit. Mit einem solchen Wechsel ging immer das Aussterben einiger Tier- und Pflanzenarten einher. Das Überleben der Menschen hing somit auch davon ab, wie schnell sie dorthin fanden, wo sie sich weiterhin "artgerecht" ernähren konnten.

Der Mensch wird sesshaft

Zwischen dem Nomadismus und der Sesshaftigkeit liegt eine Etappe, die nicht verschwiegen werden darf: Der Hirtennomadismus. In Afrika und Eurasien kamen die Menschen auf die Idee, Tiere für die Selbstversorgung zu züchten und auf ihre Reisen mitzunehmen. Vor ungefähr 17.000 Jahren war es dann soweit: Die ersten Menschen wurden sesshaft. Das bedeutet, dass die Umherwanderei ein Ende fand und sich die Gemeinschaften, an ausgewählten Orten, niederließen, um dauerhaft dort zu bleiben. Das geschah vor allem, weil die Sesshaftigkeit in puncto Überlebenssicherung klare Vorteile zu haben schien, die sich - zumindest teilweise - bestätigten. Der Mensch lernte, Getreide anzubauen, verschiedene Arten von Tieren, darunter Ziegen, Schweine und Kühe, zu halten und sein Leben auf diese Weise deutlich vorausschaubarer zu gestalten. So konnte aus dem Getreide, das zuerst in Form des sogenannten "Urkorns" Emmer ins Spiel kam, Brot hergestellt werden, indem man es, mit Steinen zerquetschte, mit Wasser vermengte und auf sonnenerhitzten Steinen und später über Feuer in Töpfen backte. Auf ähnliche Weise wurden Fisch und Fleisch gedorrt. Beides führte zu dem Ergebnis, dass die Lebensmittel länger haltbar waren und somit für schlechte Zeiten aufbewahrt werden konnten - ein unfassbar großer Vorteil im Kampf um das Überleben.

Das Mittelalter: aus Neuland wird Routine

Über die Jahrhunderte schafften es unsere Urahnen, eine gewisse Routine im Hinblick auf den Ackerbau und die Viehzucht zu erlangen und die gängigen Verfahren zu optimieren. Die Auswahl an Getreidesorten, die angebaut werden konnten, erweiterte sich enorm und es wurden zahlreiche verschieden Brotsorten, unter anderem aus Hafer, Gerste, Dinkel, Weizen und Roggen, hergestellt. Dabei waren helle Brote, die sich hauptsächlich aus Weizen zusammensetzten, meist dem Adel vorbehalten, während sich das Volk von dunklen Gebäcken ernährte. Neben dem Hauptnahrungsmittel Brot, waren auch Getreidebreie, die oft mit Honig gesüßt wurden, beliebt. Fleisch stand weiterhin hoch im Kurs, aber auch Käse wurde gerne als proteinreiche Beilage gereicht. Da lediglich der Adel jagen durfte, mussten sich die normalen Bürger mit dem Fleisch von Hoftieren, wie Hühnern, Schweinen und Ziegen, zufriedengeben.

In vielen Filmen, die im Mittelalter spielen, sind ausschweifende Saufgelage zu sehen. Historisch ist diese Darstellungsweise - wenn auch überzogen - gar nicht so falsch. Tatsächlich konnten sich nicht nur hoch angesehene Leute, sondern auch einfache Bauern Met, also Honigwein, leisten. In Klöstern wurde zudem Bier hergestellt, das vor allem als Energielieferant geschätzt wurde und auch das Weinkeltern bürgerte sich ein. Zu dieser Zeit galt der Zustand des Betrunkenseins nicht als anstößig, gefährlich oder schädlich, sondern sogar als gesund. Deshalb wurde in vielen Familien schon den kleinsten Kindern ein "Schlückchen" verabreicht. Neben Wasser wurde, wenn es denn mal etwas antialkoholisches sein sollte, natürlich auch zu Ziegen-, Schafs- oder Kuhmilch gegriffen.

Die frühe Neuzeit: Globalisierung 1.0

Sprechen wir von der Zeit ab dem 15. Jahrhundert, ist die Neuzeit gemeint. Europäische Seefahrer verfügten über die Ausrüstung und die geografischen Kenntnisse, sich weiter hinauszuwagen und steuerten ferne Länder, darunter Amerika und Indien, an. Von dort brachten sie bislang unbekannte Pflanzen, Gewürze und Kräuter mit, deren mögliche Einsatzgebiete mit Sorgfalt erforscht wurden. Einer dieser "Neuankömmlinge" war die Kartoffel. Das Gemüse gedieh auch in kargem Boden gut und stieß das Brot in relativ kurzer Zeit vom Thron des Hauptnahrungsmittels Nummer 1. Fälschlicherweise wird heute oftmals angenommen, dass die Kartoffel bereits im Mittelalter zu den Grundnahrungsmitteln zählte - ein Mythos, der sich wacker hält. Eine weitere Pflanze, die eine ungeahnte Hochzeit erlebte, war die Tomate. Und auch abgesehen von den Hauptnahrungsmitteln, gab es einige neue bahnbrechende Entwicklungen. Schließlich konnte es sich der ein oder andere mittlerweile leisten, nicht mehr nur an das Überleben, sondern zwischendurch auch an den Genuss zu denken. Infolge dessen umrankten Genussmittel, wie Tabak, Kakao und Kaffee, ein reges Interesse. Auch Zucker und Zitrusfrüchte waren keine Seltenheit mehr, standen aber überwiegend nur dem Adel zur Verfügung.

Die Industrialisierung: Technologie mit Nebenwirkungen

Wird heute auf die Industrialisierung im 18. Jahrhundert zurückgeblickt, wird diese in der Regel als ausnahmslos positive Entwicklung dargestellt. Natürlich: Die Industrialisierung war wegweisend und in vielerlei Hinsicht wünschenswert. Doch sie hat auch viele Opfer gefordert, die gerne vergessen werden. Durch das rapide Bevölkerungswachstum wurden die Ressourcen schnell knapp. Zwar waren Ackerbau und Viehzucht in Höchstform, doch sie waren einfach nicht in der Lage, sämtliche der hungernden Mäuler zu stopfen. Große Teile der Bevölkerung mussten verheerenden Hunger leiden und vor allem Kinder, die in ihrem Wachstum besonders auf hochwertige Energiequellen angewiesen waren, litten und starben häufig. Um auf die prekäre Situation zu reagieren, wurde vermehrt sogenanntes Robustgetreide, also Getreide, das bei wenig Aufwand viel Ertrag brachte, angebaut. Mais und Reis waren, neben den Kartoffeln, die Retter, die die Not zumindest teilweise abfangen konnten. In den anschließenden Jahrzehnten folgten die Veränderungen Schlag auf Schlag. Das 19. Jahrhundert befähigte die Menschen dazu, Lebensmittel zu kühlen, einzufrieren oder luftdicht zu verpacken und deren Haltbarkeit so um ein Vielfaches zu verlängern. Als schließlich die Dampfmaschine erfunden wurde, konnte die Nahrung zudem über weite Strecken hinweg transportiert werden - ein wahrer Aufschwung, dem die beiden Weltkriege leider einen gehörigen Dämpfer verpassten. Hunger war also von der Steinzeit über das Mittelalter bis hin zur frühen und hinein in die späte Neuzeit ein Thema, das kaum an Brisanz verlor.

Unsere heutige Ernährung: Ein Leichenschmaus

Was bedeutet Hunger heute? Wenn wir heute sagen, dass wir vor Hunger sterben, ist das in der Regel nur eine Floskel. Der gut gefüllte Kühlschrank steht in der Küche und zur Not ist der nächste Supermarkt nur ein paar Autominuten entfernt. Anstatt uns Gedanken darüber zu machen, wie wir Essen auftreiben sollen, fällt es uns schwer, uns für eines der zahlreichen verfügbaren Lebensmittel und Gerichte zu entscheiden. Keine Frage: Wir leben im Überfluss und Essen ist eine Nebensache geworden.

Natürlich gibt es noch immer Länder und Regionen, in denen dies nicht der Fall ist. Daher ist es wichtig anzumerken, dass wir uns hier auf das Leben und Essen in der westlichen Welt beziehen. Genauso wichtig ist es aber, hervorzuheben, dass es uns dennoch nicht unbedingt gut geht. Wir frühstücken auf dem Weg zur Arbeit, essen im "All you can eat" Restaurant zu Mittag, wobei wir gut gefüllte Teller einfach stehen lassen, und schieben abends achtlos ein Tiefkühlgericht in die Mikrowelle. Wir übersättigen uns und werden zugleich nicht satt. Denn der Bauch kann voll sein, ohne dass die Nahrung dem Körper das gibt, was er braucht. Der - zugegeben etwas provokante - Titel dieses Kapitels ist kein geschmackloser Witz und höchstens eine kleine Übertreibung. Welche Folgen die "moderne Ernährung" hat, kannst du im nächsten Kapitel nachlesen.

Kapitel 2: Die Folgen: Wenn Essen krank macht

Wenn du an die Folgen von übermäßigem, ungesunden Essen denkst, kommt dir wahrscheinlich zunächst Übergewicht in den Sinn. Absolut richtig. Die Folge von Übergewicht ist wiederum aber nicht, dass man nur keine perfekte Figur im Bikini macht oder nicht bei "Germanys next Topmodel" mitmachen kann. Stattdessen sind zahlreiche Krankheiten, die die Lebensqualität einschränken und tödlich enden können, die Auswirkung, um die wir uns wirklich Sorgen machen sollten. In Deutschland sind etwa 35 % der Erwachsenen übergewichtig, 18 % sind adipös. Von Adipositas wird immer dann gesprochen, wenn der BMI - auf dessen Aussagekraft wir in Kapitel 14 noch genauer eingehen - bei 30 oder höher liegt. Übergewichtig sind dagegen Personen ab einem BMI von 25. Es folgt ein kleiner Überblick über die gängigsten Folgekrankheiten von Übergewicht und Adipositas:

Diabetes Typ 2

Der Begriff Diabetes ist dir sicher nicht fremd. Fast jeder kennt jemanden, der unter Diabetes leidet. Während Diabetes Typ 1 von einer Immunreaktion ausgelöst wird, ist die Ursache von Diabetes Typ 2 hauptsächlich in Übergewicht, falscher Ernährung und Bewegungsmangel zu finden. Wir widmen uns an dieser Stelle dem zweiten Typ. Liegt ein solcher Diabetes Typ vor, kann der Körper den Zucker im Blut nicht mehr selbstständig ausgleichen. Die Bauchspeicheldrüse produziert zwar ausreichend Insulin, dieses kann seine Arbeit aber nicht mehr tun, da die Rezeptoren - vereinfacht dargestellt - resistent geworden sind. Was passiert also? Der Körper bemerkt den hohen Zuckergehalt im Blut und signalisiert der Bauchspeicheldrüse, unbedingt mehr und noch mehr Insulin auszuschütten. Irgendwann ist die Kapazitätsgrenze der Bauchspeicheldrüse erreicht, der Zuckerspiegel im Blut steigt aber natürlich trotzdem weiter an. Auf Dauer ist unter diesen Umständen mit gravierenden Organschäden zu rechnen, die zum Beispiel das Herz-Kreislauf-System und die Nieren betreffen.

Daneben leiden auch die Nerven und es kommt häufig zu Durchblutungsstörungen und Schädigungen feinster Gefäße, woraus beispielsweise eine irreversible Blindheit resultieren kann.

Arteriosklerose

Die Aufgabe der Arterien ist es, das Blut vom Herzen zu den Organen zu transportieren. Eine Arteriosklerose beginnt, wenn sich Wucherungen an der Wänden der Arterien bilden. Diese Wucherungen werden Plaques genannt und sorgen nach und nach dafür, dass die Arterien verstopfen. Infolge dessen werden die Organe nicht mehr mit genügend Sauerstoff versorgt und es kann mitunter zu Schlaganfällen und Herzinfarkten kommen. Ein Faktor, der zur Bildung von Plaques führen kann, sind erhöhte LDL-Cholesterinwerte, wie sie besonders häufig bei Menschen mit Übergewicht festzustellen sind.

Fettleber

Sage und schreibe 25 % der westlichen Bevölkerung leidet unter einer Fettleber - oftmals ohne es zu wissen. Immerhin kann die Erkrankung viele Jahre vorliegen, ohne zu nennenswerten Beschwerden zu führen. Dabei lagern sich Fette in der Leber ab, die diese über die Zeit hinweg anwachsen lassen. Das vergrößerte Organ kann dadurch Druck auf umliegende Organe ausüben. Besonders gefährlich wird es, wenn sich die Fettleber entzündet, wodurch eine sogenannte Schrumpfleber entstehen kann, die unter anderem Blutungen aus der Speiseröhre und Leberkrebs verursachen kann.

Probleme mit den Gelenken und Arthrose

Ganz klar: Muss das Skelett dauerhaft deutlich mehr Gewicht tragen, als es eigentlich aushalten kann, leiden die Gelenke. Schmerzen in

Knien und der Hüfte sind am häufigsten zu beobachten, wobei schon fünf Kilogramm Übergewicht das Risiko für das Entstehen einer Knie-Arthrose verdoppeln. Durch das zusätzliche Gewicht nutzen sich die Oberflächen der Gelenke schneller ab. Es kommt zu feinen Rissen und Schmerzen, die zum täglichen Begleiter werden. Die schlechte Nachricht: Die Abnutzungen sind irreversibel und die Arthrose somit unheilbar.

Schlafapnoe

Eine Schlafapnoe ist eine Atemstörung, die im Schlaf auftritt und etwa 8 % der deutschen Bevölkerung betrifft. Dabei kommt es zu Atemaussetzern, die normalerweise 20 bis 30 Sekunden andauern, in schweren Fällen aber auch über mehrere Minuten hinweg anhalten können. Die Folge: Der Sauerstoffgehalt im Blut sinkt, wodurch die Organe schlechter mit Sauerstoff versorgt werden. Sofern man nicht davon geweckt wird, merkt man davon nichts. Während die ***zentrale Schlafapnoe*** in einer Fehlfunktion des Schlafzentrums im Gehirn begründet und auf eine Schädigung des zentralen Nervensystems zurückzuführen ist, ist der Auslöser der ***obstruktiven Schlafapnoe***, die weitaus häufiger vorkommt, in verengten Atemwegen zu finden. Auffällig ist, dass rund 80 % der Menschen, die unter obstruktiver Schlafapnoe leiden, übergewichtig sind.

Krebs

Auf Dauer kann starkes Übergewicht nicht nur den Insulinspiegel, sondern auch die Menge an ausgeschütteten Geschlechtshormonen im Blut verändern. Verschiedene Studien legen nahe, dass übergewichtige Menschen demzufolge häufiger an Darm-, Nieren- und Brustkrebs erkranken.

Sterilität

Bei manchen Menschen führt das Übergewicht direkt zur Unfruchtbarkeit. Beim übergewichtigen Mann leidet in diesem Kontext die Bildung von Samenzellen, bei der übergewichtigen Frau wirkt sich das Plus an Gewicht negativ auf die Reifung der Eizellen und den Eisprung aus.

Auswirkungen auf die Psyche

Neben den körperlichen Auswirkungen, sind auch psychische Folgen von Übergewicht zu beobachten. Im Schnitt leiden übergewichtige Menschen häufiger an Depressionen, als Menschen, deren Gewicht im Normalbereich liegt. Das dürfte mitunter an dem Druck liegen, der von der Gesellschaft ausgeübt wird. In unserer Welt ist der perfekte Mensch nun einmal rank und schlank. Füllige Personen haben daher mit Vorurteilen zu kämpfen und sind zuweilen dem Spott der Öffentlichkeit ausgesetzt. Gerade unter Kindern und Jugendlichen ist die Zahl der übergewichtigen Mobbingopfer hoch. Die mangelnde Anerkennung begründen betroffene Menschen meist selbst mit ihrem hohen Gewicht und setzen sich so unter einen Druck, dem sie nicht entfliehen können. Das Schlimmste: Übergewicht und Depression bilden in vielen Fällen einen Teufelskreis. Das Übergewicht führt dazu, dass man sich schlecht fühlt und der Betroffene versucht, seine negativen Gefühle durch Essen zu reduzieren, wodurch das Gewicht weiter steigt.

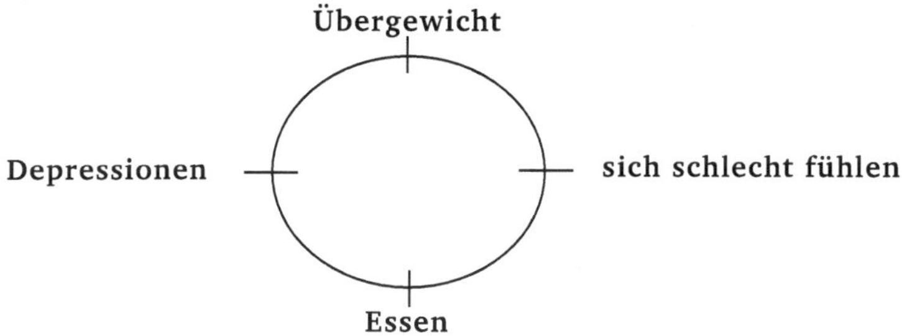

Kapitel 3: Der Stoffwechsel - Der Motor des menschlichen Körpers

Zumindest in der Schule musstest du dich bestimmt mit dem Stoffwechsel auseinandersetzen. Je nachdem, wie lange deine Schulzeit zurückliegt, gibt es aber vielleicht ein paar Wissenslücken, die dieses Kapitel füllen kann.

Der Stoffwechsel als Spielmeister

Der menschliche Körper besteht aus vielen Organen und unzähligen Zellen, die allesamt zusammenspielen müssen, damit die Funktionsfähigkeit des Körpers aufrechterhalten werden kann. Die mit Abstand zentralste Funktion aber nimmt der Stoffwechsel, der auch Metabolismus genannt wird, ein. Er ist sozusagen der Spielmeister, der einen lebenden Körper überhaupt erst möglich macht. Dabei darf er nicht mit seinem Zuspieler namens Verdauung verwechselt werden. Im Rahmen der Verdauung wird die Nahrung in ihre Bestandteile aufgespalten, sodass diese vom Darm resorbiert und ans Blut weitergeleitet werden können. Über das Blut werden die Nährstoffe dann zu den einzelnen Zellen gebracht. Erst an dieser Stelle startet die eigentliche Verstoffwechselung, die ihrerseits von verschiedenen Hormonen und Enzymen abhängig ist.

Die zentralen Stoffwechselprozesse

Unter den zahlreichen, täglich ablaufenden Stoffwechselprozessen, sind insbesondere diese vier hervorzuheben:

Der Kohlenhydratstoffwechsel

Die Verdauung zerlegt komplexe Kohlenhydrate in Einfachzucker, zum Beispiel in Fruktose und Glukose, die als Energielieferanten dienen. Was aber passiert, wenn der Organismus bereits ausreichend mit En ergie versorgt ist? Ganz einfach: Im Rahmen des Kohlenhydratstoffwechsels werden die überschüssigen Einfachzucker zu Mehrfachzuckern, also zu Stärkemolekülen, zusammengesetzt und beispielsweise in der Muskulatur oder der Leber gespeichert, sodass sie, bei Bedarf, jederzeit abgerufen werden können.

Der Fettstoffwechsel

Fett ist der bedeutendste Energiespeicher des Körpers und zudem essentiell wichtig für die Herstellung von Botenstoffen und Hormonen. Kann der Stoffwechsel das Fett nicht zum Aufbau dieser Stoffe bereitstellen, weil derzeit genügend davon vorhanden ist, wird es stattdessen in Fettzellen gespeichert. Die Fettzellen, die sich beispielsweise in Form von Hüftgold ansammeln, stellen die Notreserve für schlechte Zeiten dar.

Der Eiweißstoffwechsel

Der Eiweißstoffwechsel wird auch Aminosäurestoffwechsel genannt. Das liegt daran, dass Eiweiße zu Aminosäuren verdaut werden. Der Stoffwechsel sorgt dafür, dass die Aminosäuren der Bildung von Hormonen, Muskelzellen und Enzymen oder der Energieversorgung dienen.

Der Mineralstoffwechsel

Die Mineralstoffe werden vom Metabolismus unter anderem zum Aufbau von Knochen verwendet, aber auch andernorts, beispielsweise in den Muskeln, eingesetzt.

Generell lässt sich also festhalten, dass der Stoffwechsel für das Zusammensetzen und Auftrennen von Stoffen verantwortlich ist. So setzt der Stoffwechsel die Einfachzucker, im Zuge des Kohlenhydratstoffwechsels, beispielsweise zu speicherbaren Stärkemolekülen zusammen, um sie, wenn die Energie gebraucht wird, wieder in Einfachzucker zu zerlegen.

Anaboler und kataboler Metabolismus

Alle Stoffwechselprozesse können entweder dem anabolen oder dem katabolen Metabolismus zugeordnet werden:

Anabolismus: Der ***anabole*** Stoffwechsel

Immer dann, wenn Stoffe - wie die eben benannten Einfachzucker zu Stärke - aufgebaut werden, ist von Anabolismus die Rede. So erklärt sich auch der Begriff Anabolika, der in der Bodybuilding-Szene häufig gebraucht wird. Schließlich ist der Anabolismus auch verantwortlich für den Muskelaufbau.

Katabolismus: Der ***katabole*** Stoffwechsel

Wahrscheinlich kannst du es dir schon denken: Das Wort Katabolismus fasst die abbauenden oder aufspaltenden Stoffwechselvorgänge zusammen. Diese finden hauptsächlich zur Bereitstellung von Energie statt.

"Guter" und "schlechter" Stoffwechsel

Wir alle kennen (und hassen) sie: Die Menschen, die scheinbar essen können, was sie wollen, ohne dabei auch nur ein Gramm zuzunehmen. Solche Menschen sind mit einem sehr schnellen Stoffwechsel gesegnet. Andere müssen dagegen nur einen scheuen Blick auf ein Stück Torte werfen und wissen bereits, dass die Zahl auf der Waage schon wieder gestiegen ist. Neben dem Alter und dem Geschlecht, wird die Geschwindigkeit des Stoffwechsels vor allem von den Genen bestimmt. Aber auch ein schneller Stoffwechsel hat nicht nur Vorteile. Er sorgt mitunter dafür, dass es den betroffenen Menschen besonders schwerfällt, Muskeln aufzubauen. Ein Metabolismus, der in seiner

Geschwindigkeit maßgeblich langsamer als der Durchschnitt ist, kommt eigentlich äußerst selten vor und ist normalerweise auf verschiedene Erkrankungen, zum Beispiel auf eine Störung der Schilddrüse, zurückzuführen. Die gute Nachricht: Jeder Stoffwechsel lässt sich mit den richtigen Maßnahmen auf Trab bringen. Wie das funktioniert, erfährst du in Kapitel 22.

Pause für den Stoffwechsel

Bei all den Stoffen, die es ständig zu verstoffwechseln gibt, ist es leicht zu verstehen, dass der Metabolismus einen echt stressigen Job hat. Er baut auf und zerteilt und baut auf und zerteilt und baut auf und - naja, du weißt, wie es weiter geht. Umso dankbarer ist dein Körper, wenn du ihm eine Pause von dem stetigen Dauerlauf gönnst. Genau das ist auch ein Ansatzpunkt des Intervallfastens, dessen Grundlagen, Funktionsweisen und Vorteile du ab Kapitel 5 genauer kennenlernst.

Die Stoffwechseltypen

Beim sogenannten Metabolic Typing geht es darum, den Stoffwechseltypus zu bestimmen, um herauszufinden, welche Lebensmittel den Metabolismus positiv oder negativ beeinflussen. Die Unterscheidung erfolgt in dem Modell, das wir nun betrachten, nach den Makronährstoffen.

Der ***Kohlenhydrat***-Typ

Wer zu diesem Typ gehört, verstoffwechselt Eiweiße und Fette deutlich langsamer, als Kohlenhydrate. Menschen dieses Typs fällt es leicht, Mahlzeiten auszulassen. Sie vergessen das Essen gelegentlich und können getrost zu Pasta und Co. greifen, ohne direkt zuzunehmen. Trotzdem sollten sie nicht vergessen, ihren Speiseplan mit gesunden Proteinen anzureichern.

Der ***Eiweiß***-Typ

Der Eiweiß-Typ bereut kohlenhydratreiche Speisen spätestens dann, wenn die Zahl auf der Waage am nächsten Morgen nach oben geht. Er legt leicht an Gewicht zu und sollte im Idealfall vor allem abends auf Kohlenhydrate verzichten.

Der ***Misch***-Typ

Zu beneiden sind Menschen, die dem Misch-Typ entsprechen. Ihr Körper verstoffwechselt sowohl Eiweiße und Fette, als auch Kohlenhydrate gut. Menschen dieses Typs fällt es vergleichsweise leicht, sich im Sinne ihres Stoffwechsels zu ernähren und sie leiden nur selten unter Heißhungerattacken.

Was genau sagt uns das? Dass es Unterschiede in der Verstoffwechselung von Nährstoffen gibt und dass wir darauf Rücksicht nehmen sollten. Auch wenn dir diese Darstellung erste Hinweise dafür gibt, zu welchem Typ du gehören könntest, kannst du dir nur sicher sein, wenn du eine professionelle Ernährungsberatung in Anspruch nimmst. Vielleicht fragst du dich jetzt, was du mit dem Metabolic Typing anfangen sollst. Die Antwort: Es sagt dir, zu welchen Mengen sich deine tägliche Ernährung aus Eiweißen, Fetten und Kohlenhydraten zusammensetzen sollte und worauf du insbesondere achten solltest. Der ***Kohlenhydrat***-Typ sollte sich beispielsweise kohlenhydratreich ernähren, ohne die Proteinzufuhr zu vergessen, während der ***Eiweiß***-Typ vor allem auf Proteine setzen und mit den Kohlenhydraten sparsam umgehen sollte.

Kapitel 4: Die Welt des Fastens

Allgemeinhin versteht man unter "fasten" lediglich, dass wenig oder keine Nahrung aufgenommen wird. Dementsprechend dehnbar ist der Begriff. Heutzutage fasten die meisten Menschen nicht vollständig, sondern wenn von Fasten die Rede ist, verzichten sie eine Zeit lang auf bestimmte Lebensmittel, wie beispielsweise Fleisch oder Süßigkeiten. An dieser Stelle wenden wir uns der Geschichte des Fastens und verschiedenen Fastenarten zu.

Seit wann wird gefastet?

Leider ist bis heute nicht bekannt, wann genau die Praktik des Fastens - in welcher Form auch immer - zum ersten Mal ausgeführt wurde. Dabei muss bedacht werden, dass wir Hungern, also den unfreiwilligen Verzicht auf Nahrung, nicht als Fasten betrachten. Wer fastet, muss demzufolge eine Wahl haben. Er muss sich bewusst dafür entscheiden, keine Nahrung zu sich zu nehmen. Einige Bibelstellen legen nahe, dass das Fasten schon vor Beginn unserer Zeitrechnung zur Reinigung des Körpers angewandt wurde. Genaue und vor allem verlässliche Angaben sucht man hier aber vergeblich.

Fasten im religiösen Kontext

Fasten war lange Zeit fast ausschließlich als religiöse Praxis bekannt. Werfen wir einen Blick auf das Fasten in unterschiedlichen Religionen:

Ramadan: Fasten im Islam

Im neunten Monat des islamischen Mondjahres findet traditionell der Ramadan statt. Für 30 Tage wird in der Zeit zwischen Sonnenauf- und untergang weder gegessen, noch getrunken oder geraucht. Durch diesen Verzicht soll Buße getan, die Seele gereinigt und die Beziehung zu Gott vertieft werden. Sobald die Sonne untergegangen ist, finden sich Muslime, normalerweise in größeren Gruppen, zusammen, um das Fastenbrechen zu zelebrieren, wodurch der Ramadan auch den gemeinschaftlichen Zusammenhalt fördert. Während der Fastenzeit gilt es außerdem, besondere Gastfreundschaft zu zeigen und, wenn möglich, für die Armen zu spenden.

Das freie Fasten im Christentum

Die Christen fasten von Aschermittwoch bis Ostern. Auch hier geht es vor allem um Buße, Besinnung und die Annäherung an Gott. Die Fastenzeit gestaltet sich heute aber vergleichsweise frei. Während manche tatsächlich überwiegend auf Nahrung verzichten, bemühen sich andere, die Süßigkeiten oder die Zigaretten wegzulassen, und wieder andere schwören dem Alkohol ab. Feste Regeln gibt es nicht mehr. Früher war das anders: Zusätzlich zur alljährlichen Fastenzeit, wurde an Mittwochen und Freitagen generell gefastet. Mittwochs, um an den Verrat Judas' zu erinnern und freitags, um der Kreuzigung Jesu' zu gedenken. Nur ein Fragment dieser Tradition konnte sich - zumindest in manchen Regionen und Familien - bis heute halten: Der Verzicht auf Fleisch an Freitagen.

Jom Kippur: Fasten im Judentum

Jom Kippur steht für das Sühnen der Sünde und bedeutet zu Deutsch in etwa "Tag der Versöhnung". An dem besonderen Tag, der auf den 10. Tishri des jüdischen Kalenders fällt, wird nicht gegessen, nicht getrunken, nicht geraucht und sexuell enthaltsam gelebt. Gläubige Juden vermeiden es zudem, sich zu waschen und zur Arbeit zu gehen. Das Jahr wird darüber hinaus von fünf weiteren, etwas weniger wichtigen, Fastentagen gesäumt. Am 9. Aw wird in Erinnerung an den "finstersten Tag" gefastet. Der Tag markiert sowohl die Zerstörung von Tempeln 586 v. Chr. und 70 n. Chr., als auch die blutige Beendigung des Bar-Kochba-Aufstands 135 n. Chr. und den Beginn der spanischen Inquisition 1492, die die Juden dazu zwang, aus dem Land zu flüchten. Am 10. Tevet wird anlässlich der babylonischen Belagerung Jerusalems gefastet, am 17. Tammuz wegen der Übernahme der Mauern Jerusalems durch Babylon und am 3. Tishri aufgrund des Mordes an Gedalja, dem Statthalter der Provinz Judas. Zusätzlich wird am 13. Adar, dem Tag vor Beginn des Purimfestes, auf Nahrung verzichtet.

Das flexible Fasten im Buddhismus

Im Buddhismus spielt das Fasten eine vergleichsweise untergeordnete Rolle. Buddha Shakyamuni, also der erste und ursprüngliche Buddha, entdeckte den sogenannten "Weg der Mitte", nach dem sowohl Völlerei, als auch Selbstkasteiung abzulehnen sind. Dennoch ist in manchen buddhistischen Schriften zu lesen, dass das Fasten den Weg zur Erleuchtung etwas erleichtern kann. Da Buddha selbst ausdrücklich zu verstehen gab, dass es "den einen" Weg zur Erleuchtung nicht gibt, sondern mehrere Herangehensweisen möglich sind, ist das Fasten im Buddhismus weder vorgeschrieben, noch verboten. In manchen buddhistisch geprägten Regionen werden monatlich Fastentage abgehalten, in anderen gibt es diese nicht. In klassischen buddhistischen Sanghas - also Klöstern dieser Glaubensrichtung - wird allerdings nach der Mittagsstunde auf feste Nahrung verzichtet.

Das ausgeprägte Fasten in der Orthodoxen Kirche

Besonders streng wird das Fasten in der Orthodoxen Kirche gehandhabt. Dort gelten ganze vier Fastenzeiten pro Jahr, an denen Fleisch, Milchprodukte, Eier, Öl und Fisch tabu sind und diszipliniert gebetet wird. Die Passionszeit beinhaltet sieben Fastenwochen und startet zwischen März und April, nach Pfingsten folgt die Apostelzeit mit einer Fastenwoche. Das Koimesis-Fasten fällt in den August und von Mitte November bis Weihnachten findet das Advent-Fasten statt.

Verschiedene Fastenmethoden: von A wie ayurvedisches Fasten bis T wie Teefasten

Heute hat das Fasten seinen religiösen Kontext für viele Menschen verloren und wird im Sinne von Gesundheit, Figur und Wohlbefinden praktiziert. Nachfolgend findest du einen groben Überblick über die beliebtesten Fastenarten:

Ayurvedisches Fasten

Die ayurvedische Fastenkur setzt sich aus zwei Entlastungs-, drei Fasten- und zwei Aufbautagen zusammen und nimmt entsprechend rund eine Woche in Anspruch. Eine Nulldiät ist dabei nicht vorgesehen. Stattdessen wird die Nahrungsaufnahme stark reduziert und dem jeweiligen Ernährungstyp nach dem ayurvedischen System - "Vata", "Pitta" oder "Kapha" - angepasst. Begleitend werden häufig Yoga, Meditationen und spezielle Massagen empfohlen.

Basenfasten

Im Fokus des Basenfastens steht der Säure-Basen-Haushalt des Körpers, der durch eine falsche Ernährung oder Stress aus dem Gleichgewicht gebracht werden kann. Das Ziel des Fastens ist es, das Gleichgewicht zwischen Säuren und Basen im Organismus wiederherzustellen. Die Grundlage bildet ein Speiseplan, der lediglich Lebensmittel enthält, die im Körper basisch wirken. Die tägliche Ernährung setzt sich, während des Basenfastens, vor allem aus Gemüsebrühe, Gemüse, Obst, Trockenobst, Gemüsesäften und Kräutertees zusammen.

Früchtefasten

Das Früchtefasten sieht fünf Mahlzeiten pro Tag vor, die allerdings lediglich aus je einer Portion Obst oder Gemüse bestehen dürfen.

Heilfasten

Das klassische Heilfasten nach Otto Buchinger ist in Deutschland besonders beliebt und wird auch von einigen Kurzentren und Kliniken angeboten. Die Methode wurde im 19. Jahrhundert von Otto Buchinger, einem deutschen Arzt, erfunden. Die Fastenzeit beträgt, je nach Situation und Konstitution des Fastenden, eine bis vier Wochen und wird nicht ohne eine Vorbereitungszeit begonnen. Zur Vorbereitung werden Gemüse-, Obst- und Reistage abgehalten. In der darauf folgenden Fastenzeit sind nur Obst- und Gemüsesäfte, Kräutertees und Wasser erlaubt. Dadurch reduziert sich die tägliche Kalorienaufnahme drastisch, sodass recht zügig herausragende Gewichtsverluste erzielbar sind. Für die begleitende Reinigung des Darms sorgen Glaubersalze und auch tägliche Entspannungsübungen und Bewegungseinheiten sind vorgesehen.

Hildegardfasten

Das Hildegardfasten, das in drei Ausprägungen existiert, ist nach seiner Erfinderin Hildegard von Bingen benannt und zielt nicht nur auf eine Entgiftung des Körpers, sondern auch auf eine Reinigung der Seele und des Geistes ab. Die strengste Variante ist das typische Hildegardfasten mit einer Dauer von acht bis zehn Tagen, an denen morgens eine bestimmte Gewürzmischung eingenommen wird und ansonsten nur Dinkelkaffee, Fencheltee und Dinkel-Gemüsebrühe konsumiert werden. Bevorzugt man die "sanftere Tour", bietet sich das Dinkel-Hildegardfasten an. Hier dürfen außerdem Dinkelschrotsuppen, Obstsäfte und verschiedene Gemüsesorten gegessen werden. Beide Varianten verlangen zudem nach regelmäßigen Leibwickeln, ausgiebigen Spaziergängen, Meditationsübungen und therapeutischen Gesprächen. Die dritte Art, das Brot-Fasten, wird heute kaum noch praktiziert.

Mayr-Kur

Auch die Mayr-Kur, nach Franz Xaver Mayr, kann in einigen deutschen Kliniken durchgeführt werden und richtet sich dabei vor allem an Menschen mit Verdauungsproblemen. Das vierstufige Konzept überzeugt hauptsächlich durch Nachhaltigkeit: Nach einer Phase, in der verdauungsschonende Kost gegessen wird, werden Gifte mit Bittersalzen aus dem Körper befördert. Im Anschluss erhalten die Teilnehmer eine Schulung, innerhalb derer sie über gesunde Ernährungsweisen aufgeklärt werden. Zum Schluss werden, nach Bedarf, Supplemente mit Vitaminen, Spurenelementen und Mineralstoffen verordnet.

Schroth-Kur

Johann Schroth, ein schlesischer Fuhrmann, entwickelte um 1800 rum die einwöchige Schroth-Kur. Mit drei Trockentagen, sowie zwei großen und zwei kleinen Trinktagen, verfolgt diese Methode vor allem das Ziel der Gewichtsreduktion. Während an den Trockentagen hauptsächlich trockene Brote und gedörrte Früchte serviert werden und nur ein Glas Obstsaft getrunken werden darf, zeichnet sich der kleine Trinktag durch den Konsum von einem Liter Wein aus. Am großen Trinktag sollte man dann sogar zwei Liter Wein zu sich nehmen. Du ahnst es wahrscheinlich schon: Heute wird von dieser ursprünglichen Form der Schroth-Kur abgeraten. In leichter Abwandlung - nämlich mit Tee und Wasser anstelle des Weins - wird die Kur aber auch heutzutage noch durchgeführt. Unverändert sollen täglich Sonnenbäder genommen und nachts feuchte Wickel getragen werden.

Teefasten

Das Teefasten gilt als besonders radikale, extreme Fastenmethode. Dabei ist keinerlei feste Nahrung vorgesehen. Stattdessen greift man ausnahmslos auf Wasser und Tee zurück. Bei dieser Fastenkur werden täglich mindestens drei Liter getrunken. Dennoch fehlt es dem Körper natürlich recht schnell an wichtigen Nährstoffen.

Kapitel 5: Die Grundlagen des Intervallfastens

Nachdem du dich ausführlich mit der menschlichen Ernährung, dem Stoffwechsel und dem Fasten an sich beschäftigt hast, ist es nun an der Zeit, das Intervallfasten, das auch unter dem Begriff intermittierendes Fasten bekannt ist, unter die Lupe zu nehmen. Dieses Kapitel versorgt dich mit allen wichtigen Informationen rund um die beliebte Fastenmethode - du kannst also gespannt sein.

Fasten im Intervall

Der Name verrät bereits den Kern dieser Art zu Fasten: Das Ganze geschieht im Intervall. Sprich: Zeiten, in denen gegessen werden darf, wechseln sich mit festen Fastenzeiten ab. Das intermittierende Fasten hat über die letzten Jahre zahlreiche Anhänger gewonnen, die ganz und gar von den Vorteilen und der Wirkung der Methode überzeugt sind. Welche positiven Effekte du erwarten kannst, ist im nächsten Kapitel nachzulesen. Ein besonders erfreulicher Aspekt des intermittierenden Fastens: Zwischen den Fastenzeiten darf prinzipiell alles gegessen werden. Richtig gehört - es gibt keine Verbote!

Intervallfasten: wie alles begann

Zu Beginn dieses Buches hast du einiges über die Lebens- und Ernährungsweise unserer frühen Vorfahren - den Jägern und Sammlern - erfahren. Sie sind es, auf die das Intervallfasten zurückgeht. Unsere Urahnen mussten viel Aufwand betreiben, um Nahrung heranzuschaffen. Die Sammler legten weite Strecken zurück, um ihre Hände mit Beeren, Nüssen, Wurzeln und Samen zu füllen, während die Jäger ihre Beute verfolgen und auf die ideale Gelegenheit zum "Zuschlagen" warten mussten. So kam es, dass ganz automatisch "Fastenzeiten" zwischen den Mahlzeiten lagen. Hatte man gegessen, musste man sich zuerst auf die Suche nach neuer Nahrung machen, bevor wieder gespeist werden konnte. Je nach Erfolg, konnte die unfreiwillige Fastenzeit Stunden oder auch mehrere Tage andauern. Mit dem intermittierenden Fasten wird die Zeit, die für die Beschaffung der Nahrung nötig war, quasi künstlich erzeugt, beziehungsweise ganz einfach als gegeben übernommen. Seit Forscher herausgefunden haben, dass die fehlenden Fastenzeiten in unserem Alltag ein Faktor sind, der Übergewicht und daraus resultierende Erkrankungen begünstigt, ist das Intervallfasten in aller Munde - und das völlig zu Recht.

Der kleine, feine Unterschied

In dem letzten Kapitel hast du verschiedene Fastenarten kennengelernt. Sie alle haben eines gemeinsam: Es muss immer auf bestimmte Nahrungsmittel verzichtet werden. Genauso ist es übrigens bei den meisten Diäten. Das Intervallfasten hebt sich hier ganz klar ab. Erlaubt ist prinzipiell alles, solange es nicht zu den Fastenzeiten gegessen wird. Das führt dazu, dass man weniger das Gefühl hat, verzichten zu müssen. Es ist einfacher, das Stück Schokolade erst in fünf Stunden zu essen, als es gar nicht zu essen. "Ich kann das später essen", verursacht deutlich weniger Frustration, als "Ich kann das nicht essen". Wenn du fünf Stunden später gar keine Lust mehr auf Schokolade hast, ist das natürlich umso besser. Möchtest du die süße Versuchung aber immer noch, kannst du sie dir, ohne schlechtes Gewissen, auf der Zunge zergehen lassen. Einer der größten Unterschiede zwischen dem Intervallfasten und anderen Diäten und Fastenkuren betrifft also eigentlich die Psyche. Es fällt nun mal leichter zu verzichten, wenn das Ende des Verzichts absehbar ist.

Intermittierendes Fasten: Ein Trend mit prominenter Fangemeinde

Sehr wahrscheinlich liest du in diesem Buch nicht zum ersten Mal vom Intervallfasten. In den letzten Jahren wurde diese Fastenmethode von so vielen Magazinen, Zeitungen und Blogs aufgefasst, dass man vermutlich intensiv nach jemandem suchen müsste, der noch nie etwas davon gehört hat. Auch wenn Publicity nicht immer ein gutes Zeichen ist, können wir in diesem Fall doch davon ausgehen. Schließlich häufen sich die Erfolgsgeschichten. Zu den prominentesten Anhängern der Methode zählen Jennifer Lopez und Supermodel Miranda Kerr. Und kein anderer als Hugh Jackman nutzte das intermittierende Fasten, um sich auf seine Rolle in "Wolverine" vorzubereiten. Als deutsches "Werbegesicht" für das Intervallfasten kann Eckart von Hirschhausen genannt werden. Der Mediziner, der derzeit vor allem als Kabarettist und Comedian auf den Bühnen steht, konnte gut 10 Kilogramm durch das intermittierende Fasten verlieren und sprach sich öffentlich für diese Fastenmethode aus.

Ernährungsumstellung vs. Diät

Wer sich im Supermarkt das Angebot an Frauenzeitschriften anguckt, stellt recht schnell fest, dass in diesen nahezu jede Woche eine neue Wunder-Abnehmmethode vorgestellt und angepriesen wird. Mit jeder dieser Methoden soll es einem möglich sein unkompliziert und schnell die lästigen Kilos zu verlieren. Am besten sind das Aushängeschild dafür namenhafte Prominente, die angeblich nur dadurch Riesenerfolge hatten. Allerdings muss man nicht großartig viel Wissen über die jeweilige Thematik haben, um dahinter zu kommen, dass der Prominente sicherlich nicht nur die Diät gemacht haben wird. Außerdem sollte einem bewusst sein, dass wenn es so leicht wäre, alle rank und schlank durch die Gegend laufen müssten. Zudem bräuchte es dann nicht jede Woche eine neue Methode. Somit werden auch die meisten, die die Methoden ausprobiert haben, recht schnell ernüchternd feststellen, dass die versprochenen Resultate leider nicht mit der Realität übereinstimmen.

Dennoch gibt es auch einige Methoden, die in solchen Zeitschriften angepriesen werden, die tatsächlich vielen Menschen dabei helfen konnten ihr Gewicht zu reduzieren. Wie verhält es sich nun mit dem Intervallfasten? Von Außen haben Diäten und Intervallfasten vor allem eine Sache gemeinsam: Durch die Methoden möchte man sein Gewicht reduzieren und sein Wunschgewicht erreichen. Wirft man nun einen genaueren Blick auf die ganze Sache, bemerkt man jedoch einige Unterschiede.

Trend vs. Wille

Bei Diäten handelt es sich meistens um Trends. Warum sonst sollte jede Woche eine neue Diät angepriesen werden? Wenn eine Diät aufkommt, erlebt diese meistens einen regelrechten Hype. Jeder springt auf den Zug auf und verspricht sich davon sehr viel. So gibt es dann auch viele Menschen, die als „Mitläufer" die Diät verfolgen. Ist man allerdings von etwas nicht überzeugt, kann man auch nur selten Erfolge erzielen. Nachdem der Hype mehr oder weniger erfolgreich vorüber gezogen ist, werden die meisten Menschen immer noch genauso aussehen wie zuvor. Im schlechtesten Fall hatten sie sogar Erfolge, doch durch den Jo-Jo-Effekt ist das Gewicht sogar wieder mehr geworden. Letztendlich besteht bei Trends jeder Art immer das Problem, dass sie kurzfristig sind und genau das sie ja auch zu dem macht, was sie sind - Trends.

Was wirklich überzeugt und einen Mehrwert bringt, hält sich aber nicht nur kurz, sondern kann langfristig bestehen bleiben. Dementsprechend sind Diäten etwas, was man nutzen kann, um eine geringe Anzahl an Kilos zu verlieren, wenn man zum Beispiel im „Sommerbody" Endspurt ist. Um große Ziele zu erreichen und langfristig das Gewicht zu halten, empfehlen sie sich meist weniger. Dementsprechend hat man die Wahl, ob man kurzfristig Erfolge haben oder langfristig eine Verbesserung herbeiführen möchte.

Umstellung, anstatt Diät

Wie bereits am Anfang angesprochen handelt es sich bei dem Intervallfasten um eine Ernährungsumstellung. Im Gegensatz dazu zeichnet eine Diät aus, dass du sie über einen festgelegten, meist kurzen, Zeitraum durchziehen musst, in dem du dein Gewichtsziel erreichst. Um dahin zu gelangen musst du, je nach Abnehmform, auf bestimmte Lebensmittel verzichten. Im Gegensatz dazu ist eine Ernährungsumstellung langfristig ausgelegt. In der Regel ist es sogar so, dass man es einmal damit angefangen, ein Leben lang so durchzieht, da es unter anderem auch zu einer Gewohnheit wird. So gewöhnst du dir irgendwann an beispielsweise nach der Intervallfastenmethode zu essen. Damit es langfristig erfolgreich funktionieren kann, darf die Umstellung nicht mit allzu großem Verzicht verbunden sein. Ist der Verzicht nämlich zu groß, werden nur die wenigsten es schaffen die Ernährungsumstellung durchzuziehen und ihr Gewicht damit zu halten.

Verzicht je nach Typ

Verzicht ist für jeden Menschen unterschiedlich. Für den einen ist Verzicht nur zwei Tafeln Schokolade pro Woche zu essen, für den nächsten ist Verzicht nur einmal pro Woche zum Sport zu gehen, um an den anderen Tagen andere Termine wahrnehmen zu können und für wieder andere ist Verzicht nie wieder Süßigkeiten zu essen, um eine super trainierte Figur zu bekommen.

Je nachdem welcher Typ Mensch man generell ist, kann einem Verzicht jeder Art leichter oder schwerer fallen. Der eine zieht Dinge durch und der andere gibt sich meistens recht schnell wieder geschlagen. Denjenigen, die die Dinge durchziehen, wird oft nachgesagt, dass sie so diszipliniert seien und es deswegen klappt. Allerdings ist Disziplin an sich nichts anderes als eine Gewohnheit. Denn die Menschen, denen der Verzicht leicht fällt und die die Dinge durchziehen, haben sich den Verzicht zur Gewohnheit gemacht und dementsprechend fällt es ihnen auch nicht mehr allzu schwer durchzuhalten. In Bezug auf das Intervallfasten ist es so, dass du an sich nicht darin eingeschränkt wirst, was du essen darfst, sondern nur wann. Bei Diäten ist das meistens entweder genau umgekehrt oder sogar beides wird eingeschränkt. Es wird sicherlich jeder davon gehört haben, ab 18:00 Uhr nichts mehr essen zu dürfen. Bei vielen schrillen da direkt die Alarmglocken und man startet gar nicht erst. Je nachdem, was dir leichter fällt, musst du für dich überlegen, womit du besser klarkommst.

Durchhaltevermögen

Viele Menschen, die damit beginnen abzunehmen, haben auch nachdem sie ihr Ziel erreicht haben die Angst, dass der Jo-Jo-Effekt folgt und man am Ende schwerer ist als am Anfang. Dann wäre die ganze Mühe umsonst gewesen, sodass man unglücklicher wird und sich mit Gedanken, dass sich nie etwas ändern wird, rumschlägt.

Der Jo-Jo-Effekt tritt vor allem bei Diäten auf. Der Grund dafür ist ganz einfach. Verzichtet man im Zuge einer Diät auf beispielsweise Kohlenhydrate jeglicher Art, erzielt damit definitiv Erfolge. Nach Erreichen seines Wunschgewichtes, nach dem ganzen Verzicht, gönnt man sich dann mal wieder Pasta. Aus einmal Pasta essen wird öfter mal Pasta essen. Letztendlich isst man gar nicht übermäßig viel, sondern möchte einfach nicht mehr verzichten müssen. Da man nun etwas regelmäßig isst worauf man vorher verzichtet hat, setzt der Körper allerdings direkt wieder an. Dein Körper bunkert die Kohlenhydrate, falls du nochmal auf die Idee kommen solltest darauf zu verzichten - also für „schlechte“ Zeiten.

Gesundheitliche Vorteile

Wie du in dem nächsten Kapitel sehen wirst, kann sich Intervallfasten positiv auf deine Gesundheit auswirken. Durch das Fasten kann die Wahrscheinlichkeit einiger Krankheiten erheblich vermindert werden. Allerdings ist anzumerken, dass Intervallfasten nicht die einzige Ernährungsumstellung ist, die sich positiv auf deine Gesundheit auswirken kann. Generell ist es immer gut sich mit seiner Ernährung auseinanderzusetzen und sich Gedanken darüber zu machen, wie man sie so optimiert, dass der eigene Körper noch besser arbeiten kann.

Darüber hinaus wurde in einigen Studien herausgefunden, dass bei dem Vergleich von Intervallfasten und der Low Carb Ernährung sehr ähnliche gesundheitsverbessernde Veränderungen aufgefallen sind. Das zeigt, dass verschiedene Ernährungsumstellungen die gesundheit verbessern können. Im Gegensatz dazu wirken sich Diäten, durch den kurzen Zeitraum und den meist extremen Verzicht, im schlechtesten Fall sogar negativ auf die Gesundheit aus. Aufgrund des kurzen Zeitraums von Diäten, muss sich der Körper häufiger und schneller umstellen und anpassen. Kehrt man nach der Diät wieder mehr zum ursprünglichen Ernährungs- und Sportverhalten zurück, dann folgt erneut eine Umstellung. Greifst du hingegen zu einer Ernährungsumstellung, so handelt es sich um eine langfristige Veränderung. Man gewöhnt sich und seinen Körper langsam daran und anschließend behält man diese Veränderung langfristig bei. So muss sich der Körper nicht öfter neu anpassen und die gesundheitlichen Vorteile werden langfristig einen positiven Einfluss nehmen.

Intervallfasten für Frauen

Intervallfasten ist generell sowohl für Männer, als auch für Frauen geeignet. Und beide Geschlechter können mithilfe dieser Methode gleichermaßen Erfolge erzielen. Allerdings gibt es dennoch ein paar Unterschiede, die vor allem mit dem Hormonhaushalt zusammenhängen. Damit du als Frau über alles aufgeklärt bist und direkt, ohne große Fehler starten kannst, wirst du im Folgenden alle wichtigen Informationen dazu finden.

Frauen wird meistens eine hohe Emotionalität nachgesagt, die sich meist auch bestätigt. Allerdings können wir da nur bedingt etwas für - oftmals ist unser Hormonhaushalt für unsere Gefühlsausbrüche verantwortlich. Unsere Hormone beeinflussen uns bei nahezu allem, was wir machen. Somit beeinflusst unser Hormonhaushalt auch unser Essverhalten und unseren Stoffwechsel. Dementsprechend muss man als Frau bei dem Intervallfasten einige Dinge beachten. Sonst kann das verheerende Folgen haben.

Was kann passieren, wenn du Fehler beim Intervallfasten machst?

Bevor wir die oben genannte Frage beantworten und ich dir erkläre wie du die Fehler vermeiden kannst, noch einige generelle Dinge, woran es bei uns Frauen scheitern kann.

Vor allem Frauen neigen gerne mal dazu, sich bei Verzicht direkt eingeengt zu fühlen. Am Ende sagt man sich dann wieder, dass der perfekte Körper es nicht wert ist auf seine Lieblingstorte zu verzichten. Somit sind Diäten für Frauen eigentlich nicht optimal, da diese in der Regel mit Verzicht verbunden sind. Das wird unter anderem auch dazu beitragen, dass so viele Diäten keine langfristigen Erfolge bringen. Dementsprechend bietet sich Intervallfasten für Frauen an, die zu diesem Einengungsgefühl neigen.

Neben dem Verzicht, spielt das Hungergefühl bei Frauen eine erhebliche Rolle. Wenn im weiblichen Körper das Gefühl einer Hungersnot aufkommt, dann werden die Hormone Ghrelin und Leptin vermehrt ausgeschüttet. Diese signalisieren deinem Körper, dass es Zeit zu essen ist. Dadurch wird das Hungergefühl verstärkt, sodass man eher dazu geneigt ist Fastenzeiten zu durchbrechen. Machst du es dir zur Gewohnheit zu bestimmten Zeiten zu essen, und zu anderen Zeiten zu fasten, wird dieses Hungergefühl mit der Zeit deutlich gemindert und das Durchhalten wird dir leichter fallen.

Kommen wir nun zu den negativen Dingen, die auftreten können, wenn man Fehler beim Fasten macht. Eine Veränderung des Hormonhaushaltes kann das gesundheitliche Befinden von uns Frauen beeinträchtigen. So kann es beispielsweise dazu kommen, dass die Periode unregelmäßiger wird, die Eierstöcke schrumpfen oder die Fruchtbarkeit eingeschränkt wird. Darüber hinaus kann der Stoffwechsel beeinträchtigt werden, es kann zu Depressionen oder Ängsten kommen und zu Schlafstörungen. Bevor es nun zu Missverständnissen kommt, muss angemerkt werden, dass diese gesundheitlichen Beschwerden **bei jeder Diät** auftreten können, beziehungsweise generell, wenn sich der Hormonhaushalt verändert. Wenn dein Körper länger nichts zu essen bekommt, geht er davon aus, dass eine Hungersnot ansteht. Um diese so lange wie möglich überleben zu können, müssen andere Funktionen in den Hintergrund gerückt werden. Dazu gehört dann auch alles, was die Fruchtbarkeit anbelangt. Denn wenn dein Körper davon ausgeht, dass eine Hungersnot eingetreten ist, wird auch eine Schwangerschaft als Schutzmechanismus erschwert. Wenn nicht mal ein Mensch ernährt werden kann, dann können erst recht nicht zwei Menschen ernährt werden.

Worauf du achten musst, um die Auswirkungen zu vermeiden

Zuallererst möchte ich anmerken, dass das Intervallfasten wegen der zuvor genannten Faktoren nicht ungeeignet ist für uns Frauen. Es muss eben nur etwas stärker auf gewisse Dinge geachtet werden. Darüber hinaus wäre unter diesem Aspekt gar keine Diät für uns Frauen geeignet und auch nur die wenigsten Ernährungsumstellungen.

Zunächst kann dein Körper nicht unterscheiden, ob eine tatsächliche Hungersnot vor der Tür steht oder ob du einfach nur einige Tage freiwillig fastest. Dementsprechend solltest du langfristig, nie länger als etwa 16 Stunden pro Tag fasten. Deswegen soll die 20:4 Fastenmethode auch nur temporär angewendet werden. Du solltest bei langfristiger Anwendung des Intervallfastens eine Regelmäßigkeit in die Sache hineinbringen - was die Ess- und Fastenzeiten anbelangt. So gewöhnt sich dein Körper daran und löst nicht direkt einen Notstand aus.

Darüber hinaus kann sich Intervallfasten äußerst positiv auf dich auswirken. Als Erstes wirst du dich bei einer langfristigen Ernährungsumstellung zwangsläufig mehr mit deiner Ernährung auseinandersetzen müssen. Das kommt in der Regel ganz automatisch. Du wirst das Essen viel mehr zelebrieren, da du nicht mehr nach Lust und Laune essen kannst. Du hast weniger Zeit, um die Nährstoffe durch die Nahrung zu dir zu nehmen, die deinen Körper leistungsfähiger machen. Viele Menschen, die das Intervallfasten seit einigen Jahren praktizieren, berichten davon, dass sie sich automatisch mit der Zeit auch besser und ausgewogener ernähren. Durch dein neues, ausgewogeneres Essverhalten wirst du dich auch wohler in deinem Körper fühlen. Davon mal abgesehen schweben dir nicht den ganzen Tag Gedanken zum Thema Essen im Kopf herum. Denn durch das Auseinandersetzen mit deiner Ernährung wirst du vermutlich auch im Voraus wissen, was du essen möchtest.

Des Weiteren wirst du merken, dass du mehr Energie haben wirst und dich mit Dingen beschäftigen kannst, für die du zuvor keine Zeit hattest. Dadurch, dass dein Körper weniger Energie für die Verdauung aufwenden muss, hast du mehr Zeit für Kreativität und Energie für andere Dinge.

Zu guter Letzt noch ein Aspekt, der generell bei uns Frauen wichtig ist. Du solltest bei jeder Umstellung, vor allem am Anfang, auf deinen Körper hören. Nicht jede Diät und auch nicht jede Ernährungsumstellung ist für jeden Menschen gleichermaßen geeignet. Merkst du nun, dass es deinem Körper nicht guttut zu Fasten, dann solltest du damit aufhören, bevor das Fasten langfristig negative Folgen für dich mitbringt. Allerdings solltest du auch nicht zu schnell aufgeben. Denn jede Veränderung wirkt sich auf deinen Körper aus. Eine Veränderung mehr, eine andere weniger. Hast du beispielsweise am Anfang Kopfschmerzen ist das kein Grund direkt das Handtuch zu werfen. Vor allem Kopfschmerzen sind ein typisches Symptom für eine Ernährungsumstellung. Doch das geht mit der Zeit und der Gewöhnung daran auch wieder weg.

Mindset

Das Mindset. Einige werden sich fragen was genau das Mindset mit dem Abnehmen zu tun haben soll. Schließlich geht es beim Abnehmen um den eigenen Körper und beim Mindset um den Kopf, beziehungsweise das Gehirn. Allerdings beginnt hier auch schon der Fehler, der oft dafür verantwortlich ist, dass Diäten und Abnehmen generell früher oder später scheitern. Denn wenn dein Mindset zum Abnehmen und zu deinem Körper nicht stimmt, dann wird es dir schwerfallen eine Diät oder Ernährungsumstellung langfristig und vor allem nachhaltig erfolgreich durchziehen zu können. Damit du diese Ernährungsumstellung erfolgreich durchhalten kannst, wirst du in diesem Teil einige Anregungen bekommen.

Der Zusammenhang zwischen dem Mindset und der Gewichtsreduktion ist nicht unerheblich. Denn wenn man denkt wie jemand, der mehr Kilos auf den Hüften hat, dann wird sich das auch nie ändern. Zum einen wirst du, selbst nach der Reduktion der Kilos, immer noch sagen, dass du dich zu schwer fühlst und darüber hinaus ist die Wahrscheinlichkeit, dass du in deine alten Muster zurückfällst sehr hoch.

Oftmals sabotieren wir uns mithilfe negativer Glaubenssätze, die am Ende die Überhand übernehmen. Das können Gedanken sein wie „ich werde niemals schlank sein“, „es wird sich niemals etwas langfristig ändern“, „ich bin nicht gut genug, um schlank zu sein“, „das klappt bei mir niemals“ oder „ich habe es nicht verdient schlank zu sein und mich wohl zu fühlen“.

Was kannst du nun tun, um dein Mindset deinen Zielen besser anpassen zu können? Es ist unerlässlich, dass du deinen Geist und deinen Körper in Einklang bringst. Dadurch kannst du alle deine Ziel erreichen und wirst unaufhaltsam sein.

Einstellung verändern: Glaube an dich

Bevor wir uns mit weiteren Strategien befassen können, um dein Mindset deinen Vorhaben anzupassen, fangen wir ganz vorne an: Bei dem Glauben an dich selbst. Wenn du nicht an dich glaubst und fest davon überzeugt bist, deine Ziele zu erreichen, wirst du sie auch nie erreichen. Du musst in deinem tiefsten Inneren überzeugt sein, dass du alles schaffen kannst. Dementsprechend sage dir immer wieder, dass du alles schaffen kannst und es auch wert bist alles zu erreichen.

Fehler verzeihen

Nahezu jeder, der schon einmal eine Diät gemacht hat, kennt es: Irgendwann kommt man zu dem Punkt, wo man schwach wird und seinen Gelüsten nachgibt. Anschließend fühlt man sich oftmals schlecht und nicht Wenige geben danach auf. Das ist dann allerdings auch ein Grund warum Diäten scheitern. Wenn du während deiner Ernährungsumstellung einmal nachgibst, dann ist das kein Weltuntergang - somit also kein Grund aufzugeben. Siehe stattdessen deine Schwäche als Chance. Aus dem Moment kannst du nur gestärkt hervorgehen und ein nächstes Mal verhindern, da du aus dem ersten Mal gelernt hast. Verzeihe dir also den Fehler und weiter geht es.

Stresse dich nicht

Möchte man etwas verändern, so soll es lieber früher als später geschehen. Am besten wäre natürlich über Nacht. Im Schlaf. Doch so funktioniert das Leben leider nicht. Vor allem eine Ernährungsumstellung braucht mehr Zeit, bis du deine Ziele erreicht hast. Somit ist es umso wichtiger, dass du unter keinen Umständen in Stress verfällst. Wenn man gestresst ist, wird es zum einen schwerer sein durchzuhalten und zum anderen wird es schwerer abzunehmen. Vor allem, wenn man zu den Stressessern gehört ist das ein Zustand, den man unter allen Umständen vermeiden sollte. Wie genau du Stress reduzieren kannst, erfährst du in dem nächsten Teil.

Bleibe geduldig und positiv

Um Stress zu vermeiden, muss man sich in Geduld üben. Da in der heutigen Zeit die Menschen immer ungeduldiger werden, da niemand mehr Zeit hat, ist das leichter gesagt, als getan. Damit es dir zukünftig leichter fällt, solltest du damit beginnen zu meditieren. So kommst du zur Ruhe und wirst gelassener, und dadurch auch geduldiger. Denn wer mehr in sich ruht, der wird auch mehr Geduld in jeder Lebenslage aufbringen. Darüber hinaus ist es wichtig, dir immer wieder zu sagen, dass alles seine Zeit braucht und was dir deine Geduld am Ende bringt: In diesem Fall ein langfristiges Wohlfühlgewicht und ein gesünderes Leben. Um das Mehr an Geduld aufzubringen ist es auch wichtig positiv zu denken. Die meisten Menschen würden sich wohl eher als Pessimisten bezeichnen, die alles schwarz und grau sehen. Und wenn es nicht alles ist, dann doch wenigstens den größten Teil. Doch Pessimismus hilft so gut wie nie weiter und wird dich auch nicht an deine Ziele bringen. Dementsprechend achte zukünftig auf deine Gedanken und wandle alle negativen Gedanken zu positiven um - noch besser: Lasse negative Gedanken gar nicht erst zu, sondern nur noch ausschließlich positive Gedanken.

Gebe auf dich Acht

Heute mangelt es jedem an Zeit. Durch die tägliche Arbeit findet man keine Zeit für andere Dinge. Für sich selbst da schonmal überhaupt nicht. Allerdings ist die Zeit, die man für sich selbst nimmt sehr wichtig. Schließlich sind der Körper und der Geist wichtig, um sich bester Gesundheit zu erfreuen. Und wenn von diesen beiden Komponenten nur eine ausfällt, dann kann man nicht mehr funktionieren. Da wir dieses Leben nur ein Mal haben, wäre es doch schade dieses nicht bestmöglich zu nutzen und sein volles Potenzial zu entfalten. Dementsprechend ist es wichtig, dass du dich um dich selbst kümmerst, dir dafür feste Zeiten in deinem Kalender blockierst und dir überlegst, was du für dich tun kannst, was dich sich gut fühlen lässt. Es geht hier nicht darum vor dem Fernseher zu sitzen, sondern in dieser Zeit solltest du dich mit dir auseinandersetzen und dir etwas Gutes tun. Dadurch wird es dir auch leichter fallen, besser auf deinen Körper zu hören. Somit wirst du auch besser lernen, was dein Körper braucht, das Essen und den Hunger betreffend.

Konzentriere dich auf dich selbst

Liest man ständig in Zeitschriften davon wie sich Prominente in ihrem Aussehen gegenseitig überbieten und einer schöner als der andere ist, wird dann noch auf Social Media und auch im realen Leben mit vermeintlicher Perfektion konfrontiert, fällt es einem schwer geduldig zu bleiben. Wenn man davon absieht, dass in der Welt von Social Media viele Dinge nicht so sind wie sie scheinen, ist es generell nicht ratsam sich zu vergleichen. Jeder Mensch ist schließlich anders. Klingt abgedroschen, entspricht jedoch der Realität. Jeder Mensch sieht anders aus, hat andere Voraussetzungen und jede Veränderung wirkt sich anders aus. Es gibt nur selten zwei Menschen, die exakt die gleichen Erfahrungen mit einer Methode, sei es Abnehmen oder Sport, gemacht haben. Wenn du lernst dich selber zu lieben, deinen Wert zu kennen und an dich zu glauben, wird es gar nicht mehr notwendig sein dich mit anderen zu vergleichen. Eine Möglichkeit um dahin zu kommen, ist es, wenn du dich täglich einmal vor den Spiegel stellst und dir bewusst machst, was du alles an dir liebst, von innen und außen. Und das ehrlich und aus vollstem Herzen.

Alte Muster durchbrechen

Dein Leben wird von Gewohnheiten bestimmt. Gewohnheiten sind die Möglichkeit deines Gehirns zu einem weiten Teil abzuschalten. Denn Gewohnheiten erleichtern dem Gehirn seine Arbeit ungemein. Gewohnheiten sind Prozesse, die nahezu automatisch ablaufen, ohne groß darüber nachzudenken. Allerdings gibt es, wie jedem bewusst sein sollte, nicht nur gute Gewohnheiten, sondern auch schlechte. Vor allem die schlechten sind dafür verantwortlich, dass wir uns nicht gesund ernähren, oder Sport so gut es geht vermeiden. Wenn du etwas in deinem Leben ändern möchtest, musst du dich zunächst genauer mit dir und deinen Gewohnheiten auseinandersetzen. Mache dir bewusst welche schlechten Gewohnheiten du in Bezug auf Sport und Ernährung hast. Dabei ist es auch wichtig, dass du dich mit negativen Glaubenssätzen zu diesen Themen auseinandersetzt, um diese Schritt-für-Schritt hinter dir lassen kannst. Hast du ein Bewusstsein für deine schlechte Gewohnheiten, kannst du sie nach und nach durch gute Gewohnheiten ersetzen. Dabei erwartet niemand von dir, dass du von einem auf den anderen Tag eine 180° Drehung machst und ein komplett neuer Mensch wirst. Die Devise lautet auch hier: Geduld und schrittweise annähern für langfristige Erfolge. Beginne mit einer kleinen Gewohnheit, die du in deinem Leben etablierst und erweitere und steigere dich dann stetig. Mache dich dabei nicht fertig und gib niemals auf. Hattest du einen Tag, wo du schwach geworden bist, verzeihe dir diese Schwäche und mache am nächsten Tag weiter.

Visualisierung

Diese Methode erscheint einigen etwas unsicher zu sein. Wie soll man durch die bloße Vorstellungen schon Dinge erreichen? So haben doch mehr Macher, als Träumer ihre Ziele erreicht. Allerdings ist Visualisierung bei dem Erreichen von Zielen sehr wirksam. Es reicht absolut aus, wenn du dir zu Anfang etwa 10 Minuten Zeit nimmst, dich an einen ruhigen Ort begibst und dich in den Zustand deines Zieles begibst. Stelle dir dich so detailliert wie möglich vor, wenn du dein Ziel erreicht hast. Wie siehst du aus? Wie fühlst du dich? Was bedeutet das für dich? Was wird sich verändern? Wie reagieren deine Mitmenschen darauf? Konzentriere dich dabei auf alle Sinne, sodass du die Situation als bereits gegeben ansiehst. Das machst du dann jeden Tag und kannst die Zeit auch gerne steigern. Hat dein Unterbewusstsein verstanden warum du dieses Ziel erreichen möchtest, dann kann es dich dahingehend positiv beeinflussen und dir bei dem Erreichen deiner Ziele unterstützen. So zieht ihr an einem Strang, anstatt, dass dir Steine in den Weg gelegt werden.

Zielsetzung

Den meisten Menschen fehlt es oftmals daran sich konkrete Ziele zu setzen. Hast du kein konkretes Ziel, wird es dir nur sehr schwer gelingen dein Ziel zu erreichen. Es ist schlicht und ergreifend zu schwammig und wenn es kein Enddatum gibt, warum solltest du dann heute schon etwas ändern? Oder morgen? Dementsprechend solltest du dir Ziele setzen. Am besten setzt du dir dazu ein Hauptziel. Dieses primäre Ziel kannst du dann in kleinere Ziele und Meilensteine runterbrechen, sodass du nicht schon zu Beginn der Umsetzung erschöpft bist und zeitnah aufgibst. Wie du deine Ziele am besten setzt, wird in Kapitel 14 erklärt.

Um deine Fortschritte überprüfen zu können, empfehle ich dir ein Journal anzulegen, in dem du alles dokumentierst, einen Tracker für deine Gewohnheiten einbaust und notierst wofür du dankbar bist.

Kapitel 6: 10 gute Gründe - Die Vorteile des Intervallfastens

Wenn Eckart von Hirschhausen eine Ernährungsweise empfiehlt, tut er das als Mediziner selbstverständlich nicht ohne Grund. Dieses Kapitel befasst sich mit den konkreten gesundheitlichen Vorteilen, von denen du mit dem Intervallfasten profitieren kannst und liefert dir damit zehn gute Gründe, die Methode auszuprobieren.

Herzgesundheit

Erkrankungen des Herzens gelten weltweit als häufigste Todesursache. Wir kennen verschiedene Risikofaktoren, die die Herzgesundheit nachweislich negativ beeinflussen. Dazu gehören LDL-Cholesterin, ein hoher Blutzuckerspiegel und viele Triglyceride im Blut. Tierversuche legen nahe, dass das intermittierende Fasten effektiv zu einer gesunden Herzfunktion beiträgt und das Risiko, an einer Herzkrankheit zu erkranken, deutlich reduzieren kann.

Abnehmen

Der Großteil der Menschen, die sich für das Intervallfasten interessieren, möchte Gewicht verlieren. Zum Glück ist diese Methode geradezu dafür geschaffen, dir zu einer schlankeren Linie zu verhelfen. Das hat hauptsächlich zwei Gründe: Zum einen reduziert sich die Kalorienzufuhr durch die eingeschränkten Zeiten, in denen gegessen werden darf, in vielen Fällen fast automatisch. Zum anderen beschleunigen die Fastenzeiten den Stoffwechsel um 3 % bis 14 %. Man nimmt also weniger Kalorien zu sich und verbrennt gleichzeitig mehr davon. Besonders das Viszeralfett wird heute als sehr gefährlich eingestuft, da es beispielsweise Hormone und entzündungsfördernde Stoffe produzieren kann. Viszeralfett ist Bauchfett, das sich in der freien Bauchhöhle ansammelt. Zu erkennen ist diese Art von Fett an einem run den, gewölbten, aber dennoch eher strammen und festen Bauch. Ist der Bauch dagegen schwabbelig, weich und wulstig, handelt es sich um Fett, das direkt unter der Haut liegt und zwar auch nicht unbedingt wünschenswert, aber weitaus weniger bedenklich ist. Intervallfasten erweist sich als besonders wirksam im Kampf gegen das Gesundheitsrisiko Viszeralfett. Darüber hinaus sorgt die Fastenmethode für einen niedrigeren Insulinspiegel, was sich in einer aktiven Fettverbrennung bemerkbar macht.

Gehirnfunktionen

Nach aktuellem Kenntnisstand ist davon auszugehen, dass sich intermittierendes Fasten positiv auf die Leistungsfähigkeit und Funktion des Gehirns auswirken kann. Die regelmäßigen Fastenzeiten fördern das Wachstum von Nervenzellen und erhöhen so die Denkleistung. Daneben wird durch das Intervallfasten vermehrt BDNF, ein Hormon namens "Brain-Derived Neurotrophic Factor", ausgeschüttet. Ein Mangel an diesem Hormon konnte in der Vergangenheit mit Funktionsstörungen des Gehirns und Depressionen in Verbindung gebracht werden. Mit dem intermittierenden Fasten wird altersbedingten Beeinträchtigungen vorgebeugt und die Koordinations- und Merkfähigkeit kann sich signifikant verbessern.

HGH-Spiegel

Das sogenannte "Human Growth Hormone", kurz HGH, ist ein Wachstumshormon, das sich unter anderem förderlich auf den Fettstoffwechsel und den Muskelaufbau auswirkt und als Anti-Aging Wunderwaffe gilt. Mit intermittierendem Fasten lässt sich die Ausschüttung dieses Hormons um das Fünffache erhöhen.

Reparatur der Zellen

Das Fasten löst eine Autophagie, also einen Prozess der Abfallentsorgung, aus. Du kannst dir das so vorstellen, als würde dein Körper einen Frühjahrsputz machen. Der Körper erkennt unnütze und beschädigte Zellen und lässt sie von einer Art "Zerstörerzelle", dem Proteasom, in ihre Einzelteile zerlegen. So schafft das intermittierende Fasten die Basis für eine Zellerneuerung, die der Gesundheit mehr als zuträglich ist.

Metabolisches Syndrom

Von einem metabolischen Syndrom, das jeden dritten Deutschen betrifft, wird gesprochen, wenn die Risikofaktoren hoher Blutzucker, erhöhter Blutdruck, hohe LDL-Cholesterinwerte und Übergewicht mit Viszeralfett in Kombination vorliegen. Die Folge sind Arteriosklerose, Schlaganfälle und Herzinfarkte. Das intermittierende Fasten wirkt sich positiv auf sämtliche dieser Risikofaktoren aus.

Alzheimer

Alzheimer ist weltweit die neurodegenerative Krankheit Nummer 1. Das Tückische: Sie lässt sich nicht heilen. Lediglich zur Vorbeugung können Maßnahmen getroffen werden. Überraschenderweise ist das intermittierende Fasten in der Lage, die Symptome bei Alzheimer-Patienten deutlich zu verbessern und die Wahrscheinlichkeit, überhaupt erst zu erkranken, zu senken. Einmal ausgebrochen, kann die Krankheit leider auch durch die Fastenmethode nicht aufgehalten werden. Doch Schweregrad und Geschwindigkeit des Verlaufs lassen sich reduzieren.

Darmflora

Eine gesunde Darmflora ist die Grundlage einer gut funktionierenden Verdauung. Maßgeblich verantwortlich für den Zustand der Darmschleimhaut ist ihre Besiedlung mit nützlichen Bakterien, die ausgeglichen sein muss. Das Intervallfasten trägt, wie Erfahrungen zeigen, dazu bei, die Darmflora in ein gesundes Gleichgewicht zu bringen und dieses aufrecht zu erhalten.

Krebsrisiko

Es gibt verschiedene Studien, die darauf hindeuten, dass sich intermittierendes Fasten auch im Kampf gegen Krebs als nützlich erweisen könnte. Momentan reicht die Datenlage allerdings noch nicht aus, um diesbezüglich konkrete Aussagen zu treffen. Als gesichert gilt hingegen, dass das Fasten die Nebenwirkungen der Chemotherapie mildern kann.

Lebenserwartung

All diese Punkte summieren sich letztendlich zu einer gesteigerten Lebenserwartung. Das Intervallfasten kann, nach dem heutigen Wissenstand zu urteilen, eindeutig zu einem langen und vor allem gesunden Leben beitragen - was längst nicht alle Diäten von sich behaupten können.

Kapitel 7: Die Fakten - Studien zum Intervallfasten

Du bist ein Mensch, der vor allem auf harte Fakten vertraut? Dann wird dich die Nachricht, dass zum Thema Intervallfasten bislang kaum relevante Studien vorliegen, wahrscheinlich enttäuschen. Studien, die sich auf Ernährungsgewohnheiten beziehen, sind einfach sehr schwer durchzuführen - vor allem an Menschen. Sie verlangen, dass die zu studierenden Subjekte für die Dauer der Studie in den Klinikräumen verbleiben und sich strikt an die Regeln und Speisepläne, die ihnen vorgesetzt werden, halten. Zum einen erklären sich nur wenige Menschen bereit dazu, zum anderen gestaltet sich die Umsetzung meist äußerst problematisch. Dazu muss gesagt werden, dass das Intervallfasten zwar im Trend liegt und viele gesundheitliche Vorteile mit sich bringen kann, die weiter zu erforschen wirklich interessant wäre, das Ganze auf der finanziellen Ebene aber einfach nicht profitabel ist. Kaum ein Pharmaunternehmen wird eine Studie zum Intervallfasten in Auftrag geben. Das Fasten ist kein Produkt, das verkauft werden und da es Krankheiten vorbeugen kann, führt es letztendlich eher dazu, dass weniger Medikamente verkauft werden. Daher ist es, aus dieser Perspektive betrachtet, äußerst uninteressant. Dennoch wurden einige Studien rund um das intermittierende Fasten durchgeführt. Drei dieser Untersuchungen sehen wir uns nun an:

Longos Rattenstudie

An der Universität von Südkalifornien, in Los Angeles, nahm sich der Forscher Valter Longo der Thematik an. Er untersuchte die Auswirkungen des Fastens auf Ratten, indem er einige der Versuchstiere an jedem zweiten, einige an jedem dritten und einige an jedem vierten Tag fasten ließ. Das Ergebnis: Am längsten lebten die Ratten, die am häufigsten Fasteten. Fasziniert von dem Themengebiet, ging Longo direkt das nächste Experiment an. Hier beschränkte er sich auf Zellkulturen, die er abwechselnd in Nährstofflösungen und in bloßem

Wasser kultivierte. Durch die Unterbrechung der Nährstoffzufuhr, die mit der regelmäßigen Kultivierung in Wasser erzeugt wurde, ließ sich die Lebenszeit der Zellen verlängern. Im dritten Schritt stand nun der Versuch am Menschen an. Longo fand 19 Freiwillige, die die Kriterien zur Teilnahme an seiner Studie erfüllten. Leider brachte die Studie keine relevanten Ergebnisse hervor. Einige Zeit später widmete sich der Forscher erneut dem Intervallfasten und betrachtete diesmal die Auswirkungen auf das Wachstum von Tumoren. Im Tiermodell konnte er aufzeigen, dass das disziplinierte Fasten die Tumorentwicklung bremsen, sowie eine differenzielle Stressresistenz hervorrufen kann. Diese Resistenz führt dazu, dass gesunde Zellen vor dem Einfluss der Chemotherapie geschützt werden, während der Effekt auf die Krebszellen derselbe bleibt.

Zwei Mäuse und ein Foto

2012 ging ein Foto durch die Fachpresse. Es zeigte zwei Mäuse aus der gleichen Zuchtlinie und im gleichen Alter. Beide bekamen täglich die gleiche Menge an Futter und doch war die eine Maus äußerst füllig, während die andere sich rank und schlank zeigte. Der Unterschied: Während die dicke Maus auf ihr Futter zugreifen konnte, wann immer sie wollte, wurde die andere nur in einem täglich streng begrenzten Zeitraum gefüttert.

Mäusestudie am Deutschen Institut für Ernährungsforschung

Das Deutsche Institut für Ernährungsforschung in Potsdam-Rehbrücke hat sich ebenfalls mit dem Intervallfasten auseinandergesetzt. Hier wurde bestätigt, dass der Metabolismus im Intervall fastender Mäuse deutlich leichter zwischen Zucker- und Fettstoffwechsel wechseln kann, wobei hauptsächlich eine Verbesserung des Fettstoffwechsels zu beobachten ist. Außerdem berichten die Wissenschaftler von diabeteskranken Mäusen, deren Insulinresistenz sich zurückentwickelte.

Während manche Forscher darauf beharren, dass der Stoffwechsel von Mäusen dem von Menschen sehr ähnlich ist und sich die Ergebnisse der Studien deshalb übertragen lassen, sind andere einer gegensätzlichen Meinung. Letztere behaupten, dass sämtliche Studien an Ratten und Mäusen kaum Rückschlüsse auf die Wirkung des Intervallfastens auf den Menschen zulassen. Welcher Partei du zustimmst, bleibt dir selbst überlassen. Eines Tages werden repräsentative Studien am Menschen hoffentlich Klarheit schaffen und die Frage nach der tatsächlichen Wirksamkeit des intermittierenden Fastens aus der Welt räumen. Bis es soweit ist, präsentieren wir dir an dieser Stelle eine weitere Studie, die sich speziell auf das Abnehmen mit Intervallfasten bezieht und tatsächlich an menschlichen Subjekten durchgeführt wurde:

Die Studie der Illinois University of Chicago

Im Rahmen dieser Studie durften 23 Probanden zwischen zehn und achtzehn Uhr essen, was immer sie wollten. Alle Teilnehmer waren im Schnitt 45 Jahre alt und hatten einen BMI von 35. Zum Vergleich wurde eine Studie herangezogen, die sich auf Menschen, die über mehrere Wochen hinweg überwiegend ohne Nahrung auskommen sollten, bezieht. Das Ergebnis: Die Teilnehmer, die im Intervall fasteten, sparten langfristig 350 Kalorien mehr pro Tag ein, als die Probanden der Vergleichsstudie und konnten ihr Körpergewicht so binnen weniger Wochen um durchschnittlich 3 % reduzieren. Außerdem ließ sich eine positive Auswirkung auf den Blutdruck nachweisen.

Kapitel 8: Der Mythos vom "Stoffwechsel-Stopp"

"Du musst was essen, sonst fährt dein Stoffwechsel runter!“. So oder so ähnlich hast du diesen gut gemeinten Satz wahrscheinlich schon einmal gehört. Er bedeutet: Wenn du nicht regelmäßig isst, verlangsamt sich dein Metabolismus. Lange Zeit wurde angenommen, dass der Stoffwechsel in eine Art "Stand-by Modus" wechselt und nur noch auf Sparflamme läuft, wenn er nichts zu tun bekommt. In früheren Zeiten war genau dieser Energiesparmodus des Stoffwechsels überlebenswichtig. Schließlich verlängert sich die Zeit, in der man ohne Nahrungszufuhr überleben kann, je niedriger die Stoffwechselrate ist.

Du brauchst dir aber absolut keine Sorgen darüber zu machen, dass dein Stoffwechsel, während des Intervallfastens, herunterfahren könnte. Studien zeigen, dass frühestens nach 60 Stunden, in denen ohne Unterbrechung auf Nahrung verzichtet wird, mit einer Verlangsamung des Stoffwechsels zu rechnen ist. Die Zeiträume, die das Intervallfasten vorsieht, fallen deutlich kürzer aus, sodass sogar mit einer erhöhten Stoffwechselrate zu rechnen ist.

Warum? Ganz einfach: Fällt dem menschlichen Organismus auf, dass keine Nahrung zugeführt wird, wird der Stoffwechsel im ersten Schritt auf Hochtouren gebracht, damit dem Körper jegliche verfügbare Energie für die Nahrungssuche zur Verfügung gestellt werden kann. Erst nach minimal 60 Stunden beschließt der Körper, dass es an der Zeit ist, sämtliche verbliebende Energie so lange wie möglich aufzusparen. Tatsächlich handelt es sich beim "Stoffwechsel-Stopp" also weniger um einen Mythos, als um ein missverstandenes und fehlinterpretiertes Phänomen des menschlichen Organismus.

Kapitel 9: Wie viele tägliche Mahlzeiten sind ideal?

Fragt man zehn Ernährungsberater nach der idealen Anzahl an Mahlzeiten pro Tag, erhält man mindestens elf verschiedene Antworten. Von nur einer täglichen Mahlzeit über die klassischen drei Mahlzeiten bis hin zu fünf kleineren Mahlzeiten und zwei Snacks pro Tag ist in der Regel alles vertreten. Was aber ist richtig?

Warum es keine Pauschalantwort gibt

Die Wahrheit ist: Die ideale Mahlzeitenanzahl, die für ausnahmslos jeden gilt, gibt es nicht. Die Gesellschaft für Ernährungsmedizin und Diätetik empfiehlt drei tägliche Mahlzeiten, die Deutsche Gesellschaft für Ernährung rät zu fünf Mahlzeiten. Beides kann für den einen wunderbar funktionieren und für den anderen eben nicht. Diese Argumente sprechen für drei oder fünf Mahlzeiten:

Niedriger Insulinspiegel bei drei Mahlzeiten

Isst man nur drei (oder zwei oder ein) Mal pro Tag, gibt man dem Insulinspiegel zwischen der Nahrungsaufnahme Zeit, abzusinken. Da Insulin die Fettverbrennung behindert, wird diese so begünstigt.

Weniger Heißhunger bei fünf Mahlzeiten

Isst man dagegen fünf bis sieben Mal täglich, reduziert sich das Risiko von Heißhungerattacken zwischen den Mahlzeiten. Die Energie der einen Mahlzeit reicht bis zur Aufnahme der nächsten und dem Körper wird kein Anlass gegeben, „Notreserven", in Form von Fettpölsterchen, anzulegen.

Bei der Findung der optimalen Mahlzeitenanzahl sind generell die folgenden Aspekte zu berücksichtigen:

Aktivitätsmaß

Wer morgens mit einem Workout in den Tag startet, die Mittagspause im Fitnessraum verbringt und abends einen langen Spaziergang unternimmt oder aber in einem Beruf tätig ist, der viel körperliche Aktivität fordert, wird höchstwahrscheinlich nicht mit einer oder zwei Mahlzeiten pro Tag auskommen - zumindest nicht, wenn er den ganzen Tag über eine zufriedenstellende Leistung erbringen möchte. Verbringt man seine Zeit dagegen überwiegend im Sitzen, beispielsweise im Büroalltag, ist der Konsum von wenigen Mahlzeiten durchaus einen Versuch wert.

Zeit im Alltag

Folgt dein Alltag einer geregelten Struktur und ist es dir dadurch möglich, deine Mahlzeiten vorausschauend und einigermaßen verlässlich zu planen, schaffst du es sicher, täglich dieselbe Anzahl an Mahlzeiten zu dir zu nehmen. Bist du dagegen häufig im Stress und geht öfter alles "drunter und drüber", kannst du wahrscheinlich nicht immer zur selben Zeit und gleich oft essen. Zwar ist es generell erstrebenswert, einen gewissen Rhythmus zu finden, auf den der Körper sich verlassen kann, doch auch wenn dies situationsbedingt nicht möglich ist, muss das deine Ernährung nicht zwangsläufig ungesünder machen.

Persönliche Vorlieben

Bis du ein Mensch, der das Essen richtig genießt oder vergisst du häufig, Nahrung zu dir zu nehmen und isst meist sowieso nur auf die Schnelle und nebenbei? Wenn du zu den Genießern gehörst, wird es dir wahrscheinlich eher schwerfallen, weniger als drei bis fünf Mal pro Tag zu essen. Im umgekehrten Fall wirst du dich dagegen schwer tun, überhaupt fünf Mahlzeiten runter zu bekommen. Beides ist vollkommen in Ordnung.

Dein Hungerprotokoll - finde deinen eigenen Weg

Letztendlich ist es doch so: Jeder Körper und jeder Mensch ist unterschiedlich. Und deshalb ist es mehr oder weniger sinnlos, eine pauschale Mahlzeitenanzahl vorgeben zu wollen oder zu behaupten, zu wissen, was das Beste für jeden Menschen auf dieser Welt ist. Du bist zufrieden damit, wie du deine tägliche Ernährung - bezogen auf die Anzahl an Mahlzeiten - derzeit gestaltest? Wunderbar! Dann gibt es eigentlich keinen Grund, dir den Kopf darüber zu zerbrechen oder etwas daran zu ändern. Wenn du aber denkst, dass hier Verbesserungsbedarf besteht oder testen möchtest, ob du wirklich auf dem richtigen Weg bist, solltest du deinen Körper einige Tage lang ganz genau beobachten. Iss nichts, ohne dir bewusst zu machen, warum du isst. Hast du tatsächlich Hunger oder lediglich Appetit?

Dabei ist es nicht immer falsch, auch mal etwas aus reinem Appetit zu essen. Grundsätzlich solltest du aber vor allem dann zum Essen greifen, wenn du wirklich Hunger verspürst. Leider führen unsere heutigen Ernährungsgewohnheiten oftmals dazu, dass wir den Bezug zu- und das Gefühl für unseren Körper komplett verlieren. Wir wissen gar nicht mehr, was genau Hunger und Appetit differenziert und wann genau die Sättigung beginnt.

Nimm dir also die Zeit, deine Essgewohnheiten ganz genau unter die Lupe zu nehmen und deinem Körper geduldig zuzuhören. Nachfolgend findest du Anregungen und Gedankenanstöße, die dir dabei helfen können, in puncto Hunger achtsamer mit deinem Körper umzugehen. Damit du nicht vergisst, was du dabei lernst, kannst du deine Beobachtungen dokumentieren.

Wie fühlt sich Hunger an? In welchen Symptomen und Empfindungen äußert er sich?

Wann bekomme ich nach dem Aufstehen zum ersten Mal Hunger?

Was passiert, wenn ich Hunger habe und trotzdem nichts esse?

Wie kann ich Hunger und Appetit unterscheiden?

Woran merke ich, dass ich satt bin?

Was passiert, wenn ich satt bin und trotzdem weiter esse?

Bekomme ich täglich zu den ungefähr gleichen Zeiten Hunger?

Tatsache ist, dass der Mensch ein absolutes Gewohnheitstier ist. Wenn du also seit Jahren Punkt acht Uhr frühstückst, ist es ganz selbstverständlich, dass du um diese Zeit Hunger verspürst. Um herauszufinden, welchen Essrhythmus sich dein Körper wünscht, musst du mit solchen Gewohnheiten brechen. Um bei dem angeführten Beispiel zu bleiben, solltest du das Frühstück also bewusst etwas nach hinten verschieben und beobachten, was passiert. Es ist gut möglich, dass sich dein gewohnheitsgeschaffenes Hungergefühl bereits um halb neun verflüchtigt hat. Generell solltest du nicht versuchen, zwanghaft einen Rhythmus zu schaffen, sondern die Entscheidung viel mehr an deinen Körper abgeben. Er wird dir schon sagen, wann er etwas zu essen braucht. Und wenn du bereit bist, zuzuhören, sagt er dir auch sehr eindeutig, wann er satt ist.

Kapitel 10: Hinweise zum Intervallfasten

Die Ernährung wirkt sich so direkt auf die Gesundheit aus, dass sie wahrlich nicht auf die leichte Schulter genommen werden sollte. An dieser Stelle ist es daher unverzichtbar, auf einige Risiken und Empfehlungen rund um das intermittierende Fasten hinzuweisen.

Ist das Intervallfasten für jeden geeignet?

Grundsätzlich eignet sich das intermittierende Fasten für sehr viele Menschen. Durch die Auswahl an verschiedenen Rhythmen, denen wir uns in Kapitel 11 im Detail widmen, lässt sich die Fastenmethode in ganz verschiedenen Lebenssituationen anwenden und vergleichsweise einfach in den Alltag integrieren. Dennoch kann sie nicht ausnahmslos jedem empfohlen werden. Menschen fortgeschrittenen Alters, sowie Schwangere und stillende Mütter sollten nicht auf eigene Faust mit dem Intervallfasten beginnen, sondern sich zuvor an den Arzt ihres Vertrauens wenden. Dasselbe gilt für Personen, die unter bestimmten Krankheiten, zum Beispiel unter Stoffwechselstörungen, leiden und Menschen, die sich generell eher unsicher sind, ob sich die Fastenmethode für sie eignet.

Kindern und Jugendlichen mit Normalgewicht wird normalerweise nicht zum intermittierenden Fasten geraten. Auch hier bietet sich aber eine ärztliche Beratung an, da die Ausnahme, wie immer, die Regel bestätigt. Personen, die von einer Essstörung betroffen sind oder waren, sollten sich im Klaren darüber sein, dass jede festgelegte Diät - und so auch das Intervallfasten - potenziell als Trigger fungieren und zur Wiederaufnahme alter Verhaltensmuster und Denkweisen führen kann. Entsprechend sollte das Vorhaben des Fastens unbedingt mit dem behandelnden Arzt besprochen werden.

Mögliche Begleiterscheinungen

In aller Regel wir das intermittierende Fasten überaus gut vertragen. Da es sich aber ganz klar um eine gravierende Ernährungsumstellung handelt, sind gewisse Begleiterscheinungen dennoch keine Seltenheit. Menschen, die ihre Erfahrungen mit dem Intervallfasten gemacht haben, berichten häufig von Kopfschmerzen, Konzentrationsproblemen, anhaltender Müdigkeit, leichter Übelkeit und Schwindel. Diese unangenehmen "Nebenwirkungen" treten für gewöhnlich in den ersten Tagen auf und stellen zunächst keinen Grund zur Sorge dar. Schließlich braucht der Körper eine gewisse Zeit, um sich an den neuen Essrhythmus gewöhnen zu können.

Darüber hinaus können auch Heißhungerattacken vorkommen. Sollten akute Beschwerden, die über die hier beschriebenen Begleiterscheinungen hinaus gehen, auftreten oder sollten die Probleme länger als eine Woche anhalten, ist dazu zu raten, das Fasten vorerst zu beenden und einen Arzt zu konsultieren. Aber keine Sorge: Die Wahrscheinlichkeit, dass du das Intervallfasten gut verträgst und den Einstieg ohne wirklich belastende Begleiterscheinungen hinter dich bringen kannst, ist sehr hoch.

Wohlbefinden vs. Durchhaltevermögen

Eine erfolgreiche Ernährungsumstellung setzt Durchhaltevermögen, Motivation und eine ordentliche Portion Biss voraus. Trotzdem solltest du dir immer wieder ins Gedächtnis rufen, dass deine Gesundheit höchste Priorität hat. Schließlich ist sie der Grund, aus dem du dich überhaupt erst für das Intervallfasten entschieden hast.

Solltest du also feststellen, dass dir die Fastenmethode nicht gut tut, solltest du dich, zu Gunsten deiner Gesundheit, vom Durchhalten verabschieden, einen Gang zurückschalten und analysieren, was genau schief gelaufen ist und welche Fastenart oder Variante des intermittierenden Fastens sich vielleicht besser für dich eignen könnte.

Intervallfasten bei hohem Übergewicht und Adipositas

Dass das Intervallfasten bei der Gewichtsreduktion helfen kann und daher insbesondere übergewichtige Menschen anspricht, weißt du bereits. Hat man mehr als "ein paar Pfund" zu viel und kämpft schon viele Jahre mit hohem Übergewicht, ist bei der Ernährungsumstellung allerdings eine besondere Vorsicht angebracht. Immerhin befindet sich der Körper durch das überschüssige Gewicht ohnehin schon in einem konstanten Belastungszustand, sodass strenges Fasten schnell zu viel werden kann. In einer solchen Situation ist dringend zu einer umfassenden Ernährungsberatung zu raten. Mit einem kompetenten Fachmann an der Seite, kann ein Konzept ausgearbeitet und der Gewichtsverlust in sicherer und gesunder Weise angegangen werden.

Kapitel 11: Die Varianten des Intervallfastens

Es gibt mehr als nur eine Möglichkeit, im Intervall zu fasten. Die einzelnen Varianten unterscheiden sich im Rhythmus in dem gegessen, beziehungsweise gefastet, wird. In diesem Kapitel lernst du die unterschiedlichen Varianten kennen und erfährst, für wen sie sich eignen und welche Vor- und Nachteile sie mit sich bringen.

16:8 - das klassische Intervallfasten

Am bekanntesten ist die ***16:8*** Methode. Dabei wird 16 Stunden lang gefastet, sodass acht Stunden übrig bleiben, in denen gegessen werden darf. Entscheidest du dich für diese Version, könntest du zum Beispiel um acht Uhr am Morgen mit einem späten Frühstück starten und die letzte Mahlzeit des Tages bis zum frühen Abend um achtzehn Uhr zu dir nehmen. Oder du könntest auf das Frühstück verzichten und um zwölf zu Mittag essen, um abends um 20 Uhr mit deiner Familie zu Abend essen zu können. Der 16:8 Rhythmus hat den Vorteil, dass er relativ gut zum Alltag vieler Menschen passt und sich entsprechend recht einfach umsetzen lässt. Die acht Stunden zwischen den Fastenzeiten ermöglichen zudem die Aufnahme von drei oder mehr Mahlzeiten.

18:6 - einen Tick strenger

Etwas strenger gestaltet ist die ***18:6*** Methode, die eine Fastenzeit von achtzehn Stunden vorsieht. Frühstückst du mit dieser Variante also um elf, muss die letzte Mahlzeit bis spätestens 17 Uhr gegessen sein. Hier kann es schon schwierig werden, drei Mahlzeiten pro Tag unterzukriegen. Die Methode bietet sich vor allem dann an, wenn es dir ohnehin leicht fällt, das Frühstück oder das Abendessen komplett wegzulassen.

20:4 - Intervallfasten für "Hartgesottene"

Bei zwanzig Fastenstunden bleiben dir noch rund vier Stunden, um zu essen. Die strenge ***20:4*** Methode eignet sich entsprechend nicht für "Neulinge", die zum ersten Mal fasten und wird im Allgemeinen auch nicht empfohlen - zumindest nicht zur Durchführung über einen langen Zeitraum. Um den Stoffwechsel anzukurbeln, können sich erfahrene Fasten-Fans durchaus einige Wochen lang nach dem 20:4 Prinzip ernähren. Auf Dauer sollte aber zu einem etwas weniger radikalen Rhythmus gewechselt werden.

5:2 - Fasten im Wochenrhythmus

Moment mal, fünf plus zwei ergibt doch nicht vierundzwanzig! Richtig. Diese Version des intermittierenden Fastens bezieht sich nicht auf den Tag, sondern auf die Woche. Wöchentlich wird fünf Tage lang ganz normal gegessen und an den zwei übrigen Tagen komplett auf Nahrung verzichtet. Dabei ist es egal, ob wochentags gegessen und am Wochenende gefastet oder zum Beispiel immer montags und donnerstags gefastet wird. Dennoch ist Letzteres zu empfehlen. Zwei volle Fastentage am Stück sind schon schwer durchzuhalten und setzen einiges an Disziplin voraus.

Eat-Stop-Eat - Essen und Fasten im Wechsel

Ernährt man sich nach dem Eat-Stop-Eat Prinzip, fastet man jeden zweiten Tag und ernährt sich an den Tagen dazwischen wie gewohnt. Ob diese Methode im individuellen Fall geeignet ist, hängt unter anderem von den Herausforderungen, die täglich anstehen, ab. Wer jeden Tag acht Stunden und mehr arbeitet, wird unter Umständen merken, dass die Leistungsfähigkeit an kompletten Fastentagen - von denen es dann immerhin drei bis vier in der Woche gibt - zu wünschen übrig lässt.

Individual intermittent fasting

Beim individuellen Intervallfasten gibt es keinen festgeschriebenen Rhythmus. Man fastet ganz nach Möglichkeit, Befinden und Gelegenheit. Die Voraussetzung dafür, dass diese Methode funktionieren kann, ist ein sehr gutes Körpergefühl. Wer sich schwer damit tut, Hunger von Appetit zu entscheiden, ans Essen zu denken oder aber seine Gelüste im Zaum zu halten, wird das individuelle Fasten nicht zufriedenstellend umsetzen können.

Du siehst: Jeder der Rhythmen hat Vor- und Nachteile. Während der eine sich mit 16:8 wohlfühlen kann, kann dem anderen 5:2 deutlich besser liegen. In Kapitel 13 finden wir gemeinsam heraus, welcher Rhythmus sich am besten für dich eignet.

Kapitel 12: So klappt's - Worauf muss beim intermittierenden Fasten geachtet werden?

Wie bereits geschildert, muss letztendlich jeder seinen eigenen Weg finden. Dennoch gibt es einige Punkte, die im Allgemeinen zu beachten sind, damit das Fasten ein Erfolg wird.

Ausgewogen ernähren

Dein Körper benötigt verschiedene Stoffe, darunter Proteine, Vitamine, Fette, Mineralstoffe und Spurenelemente, die ihm täglich zugeführt werden müssen. Dadurch, dass die Fastenzeiten die Zeiträume, in denen gegessen werden kann, eingrenzen, muss verstärkt darauf geachtet werden, dem Körper alles zu geben, was er braucht. Generell sollte sich die Ernährung täglich zu 15 % bis 30 % aus Eiweiß, zu 15 % bis 30 % aus Fetten und zu 55 % aus Kohlenhydraten zusammensetzen. Die benötigte Menge an verschiedenen Stoffen hängt natürlich vom Alter, dem Geschlecht, dem Gewicht, der täglichen Aktivität und einigen weiteren Faktoren ab. Damit du eine grobe Vorstellung von dem Nährstoffbedarf bekommst, ist hier eine Tabelle eingefügt, die sich auf den Bedarf einer gesunden, erwachsenen Person zwischen 19 und 65 Jahren bezieht. In der dritten Spalte findest du eine Auswahl an Lebensmitteln, die den jeweiligen Nährstoff enthalten.

Nährstoff	Benötigte Menge pro Tag in Milligramm	Lebensmittel
Calcium	1000	Milchprodukte, Grünkohl, Brokkoli, Mangold, Fenchel, Spinat
Magnesium	300 - 400	Bananen, Hülsenfrüchte, Vollkornprodukte, Brokkoli, Nüsse, Kartoffeln
Kalium	4000	Aprikosen, Bananen, Honigmelone, Himbeeren, Kiwi, Hülsenfrüchte, Grünkohl, Mais, Rettich, Paprika, Tomaten, Mandeln
Eisen	10 - 15	Wurst, Fleisch, Hülsenfrüchte, Spinat, Datteln, Kaki, Fenchel, Feldsalat
Jod	0,2	Algen, Pilze, Brokkoli, Feldsalat, Erdnüsse, Spinat
Zink	7 - 10	Austern, Käse, Eier, Mohn, Haferflocken, Leinsamen, Mais, Hülsenfrüchte, Sonnenblumenkerne, Kürbiskerne, Vollkornprodukte
Selen	0,06 - 0,07	Geflügel, Käse, Reis, Makrelen, Paranüsse, Linsen
Vitamin A	0,8 - 1,0	Leber, Möhren, Grünkohl, Wirsing, Dill, Petersilie, Feldsalat

Vitamin E	12 - 15	Pflanzenöle, Leinsamen, Süßkartoffeln, Nüsse, Fisch, Paprika, Mango, Avocado
Vitamin B1	1,0 - 1,3	Vollkornprodukte, Hülsenfrüchte, Fisch, Fleisch, Kartoffeln, Spinat, Spargel
Vitamin B2	1,0 - 1,4	Hülsenfrüchte, Fisch, Fleisch, Pilze, Grünkohl, Brokkoli, Spargel
Vitamin B6	1,2 - 1,5	Fleisch, Fisch, Wildreis, Hülsenfrüchte, Grünkohl, Brokkoli, Feldsalat, Kartoffeln, Bananen, Avocado, Äpfel
Vitamin B12	0,003	Fleisch, Fisch, Milchprodukte, Eier, Sanddorn
Vitamin C	95 - 110	Paprika, Grünkohl, Brokkoli, Blumenkohl, Hagebutten, Papaya, Erdbeere, Kiwi, Orange
Folsäure	0,3	Feldsalat, Spargel, Tomaten, Vollkornprodukte, Hülsenfrüchte, Eier

Kaloriendefizit erreichen

Möchtest du abnehmen? Dann ist das Erreichen eines Kaloriendefizits von essentieller Bedeutung. Denn nur, wenn du weniger Energie zu dir nimmst, als dein Körper verbraucht, werden die Fettreserven angezapft. Wer zunehmen möchte muss im Umkehrschluss mehr essen, als der Organismus benötigt. Wichtige Begriffe sind in diesem Zusammenhang Grund-, Leistungs- und Gesamtumsatz. In Kapitel 14 werden diese genauer erklärt und du erfährst, wie du deine diesbezüglichen Werte errechnen kannst.

Kaloriendichte berücksichtigen

Die Kaloriendichte beschreibt das Verhältnis von dem Volumen eines Nahrungsmittels zu den enthaltenen Nährstoffen und Kalorien. Süße Erfrischungsgetränke, wie Cola, Fanta und Sprite, sowie Fertiggerichte bestehen vor allem aus "leeren Kalorien". Diese Lebensmittel haben also viele Kalorien, sättigen dabei aber schlecht und haben kaum Nährstoffe zu bieten. Vollkornprodukte, Gemüse und Obst besitzen dagegen eine niedrige Kaloriendichte und dürfen ausgiebig genossen werden.

Regelmäßig bewegen

Ein Gewichtsverlust setzt sich zu etwa 80 % aus der Ernährung und zu 20 % aus körperlicher Betätigung zusammen. Der vergleichsweise geringe Anteil, den die Bewegung einnimmt, mag dich vielleicht überraschen, erklärt sich aber folgendermaßen: Wer Sport macht, entwickelt im Anschluss normalerweise auch ein stärkeres Hungergefühl und neigt daher dazu, mehr zu essen. Logisch, schließlich hat der Körper ja auch ordentlich Energie verbraucht. Im Endeffekt führt das aber oft dazu, dass sich Sport kaum auf das Kaloriendefizit auswirkt. Trotzdem darf die Bewegung nicht vernachlässigt werden. Zum einen verbrauchen Muskeln, selbst in vollkommener Ruhe, mehr Energie, als Fett. Mit wachsender Muskelmasse steigt der Grundbedarf an Energie des Körpers also ganz automatisch. Zum anderen regt körperliche Aktivität den Stoffwechsel an. Das Intervallfasten solltest du also durch etwas Sport ergänzen. Wie genau du die Sache angehst, hängt ganz davon ab, wie viel Sport du derzeit ohnehin schon machst. Gehörst du bisher eher zu den "Couchpotatoes", genügt es, zu Beginn kurze tägliche Spaziergänge einzubauen. Nach und nach können diese ausgedehnt werden. Zusätzlich solltest du dich nach einer Sportart umsehen, die dir Spaß macht. Das Schwitzen im Fitnessstudio oder das Joggen in der Natur ist nicht jedermanns Sache und wenn du dich zum Sport zwingen musst, wirst du vermutlich nicht lange dabei bleiben. Zum Glück ist die Auswahl an verschiedenen Sportarten riesig: Von Yoga, Pilates und Gymnastik über TRX, Fitness Jumping und Zumba bis hin zu Mannschaftssport, wie Fußball, Volleyball oder Handball, ist alles möglich. Trau dich und probiere ruhig mehrere Sportarten aus, bis du etwas findest, das zu dir passt und dir möglichst viel Freude bereitet.

Ausreichend trinken

Pro Tag solltest du mindestens zwei Liter Flüssigkeit zu dir nehmen. Zum einen braucht dein Körper diese Menge, zum anderen füllen Getränke kurzzeitig den Magen. Dabei solltest du vorwiegend auf kalorienfreie und -arme Optionen zurückgreifen. Wasser und ungesüßter Tee sind perfekt, hin und wieder darf es aber auch eine Fruchtsaftschorle sein. Besonders tückisch sind Lightgetränke. Sie enthalten zwar keine Kalorien, sind aber mit Zuckeraustauschstoffen versetzt. Diese Stoffe süßen das Getränk und signalisieren dem Körper, dass Energie im Anmarsch ist. Die versprochene Energie trifft aber niemals ein, sodass es leicht zu Heißhungerattacken kommt. Auf Kaffee musst du dagegen nicht verzichten, solltest deinen Konsum aber einschränken. Ein bis drei Tassen pro Tag sind erlaubt - natürlich immer vorausgesetzt, es handelt sich um ganz normalen Kaffee und nicht um "Caramel Fudge Frappuccino" und ähnlich trendige Kreationen, die leider zu den Kalorienbomben schlechthin zählen.

Genug schlafen

Im Durchschnitt benötigt der Mensch zwischen sechs und neun Stunden Schlaf pro Tag. Im Schlaf hat der Körper Raum, sich zu erholen und zu regenerieren und auch der Geist schöpft neue Kraft. In unserer heutigen Gesellschaft, in der Produktivität und Leistung an oberster Stelle stehen, nimmt der Schlaf leider eine untergeordnete Rolle ein. Um gesund zu bleiben, musst du dir aber die Ruhe gönnen, die du brauchst. Die Frage danach, wie viel Schlaf du genau benötigst, kannst dir nur du selbst beantworten. Während manche Menschen mit fünf Schlafstunden auskommen, brauchen andere mindestens zehn. Zu welcher Sorte zu gehört, findest du am einfachsten im Selbsttest heraus. Schlafe eine Nacht für sechs Stunden, eine für acht und eine für zehn und beobachte, wie du dich am "Morgen danach" und den darauffolgenden Tag über fühlst.

Achtsam mit dem Körper umgehen

Egal, ob du ihn nun magst oder nicht - dein Körper ist der Ort, an (oder besser gesagt in) dem du dein Leben lang bleiben musst. Also solltest du lernen, achtsam mit ihm umzugehen und seine Bedürfnisse einzuschätzen. Zwei simple Übungen können dir dabei helfen, ein besseres Gefühl für deinen Körper zu entwickeln:

Der 1-Minuten-Check

Diese Übung nimmt weniger als eine Minute in Anspruch und kann überall, zum Beispiel in der Bahn, am Arbeitsplatz oder abends im Bett, durchgeführt werden. Je nach Situation, kannst du die Augen schließen oder geöffnet lassen. Halte kurz inne und besinne dich auf deinen Körper und dessen Befinden. Wie geht es deinem Körper? Wie fühlt er sich an? Fallen dir Beschwerden auf? Und was könntest du in diesem Augenblick tun, damit es deinem Körper (noch) besser geht? Indem du die Aufmerksamkeit mehrmals täglich auf deinen Körper lenkst, gewöhnst du dir an, an dessen Befinden zu denken und nicht einfach darüber hinwegzugehen.

Der Bodyscan

Lege dich auf den Rücken, mache es dir bequem und schließe die Augen. Nimm dir einen Moment Zeit, um anzukommen und atme tief durch. Beginne nun, mit deiner Aufmerksamkeit von unten nach oben durch deinen Körper zu wandern. Starte bei den Zehen, gehe über die Fußsohlen zu den Waden, den Knien und dann zu den Oberschenkeln. Konzentriere dich auf deinen Po, deine Hüften, den Rücken, den Bauch und die Brust. Lenke deine Aufmerksamkeit von den Schultern aus über die Arme und die Ellbogen zu den Handgelenken, den Handflächen und den Fingern. Setze dann am Hals an und fokussiere deine Aufmerksamkeit auf dein Gesicht und deine Kopfhaut. Verweile einige Augenblicke bei jedem Körperteil und spüre genau dahin. Wie fühlt es sich an? Ist es schwer oder leicht? Warm oder kalt? Ist es vielleicht verspannt oder tut es gar weh? Versuche zum Schluss deinen Körper als Einheit wahrzunehmen und zu spüren, wie es dieser Einheit geht.

Überforderung vermeiden

Damit dein Vorhaben mit dem Intervallfasten nicht scheitert, darfst du dich nicht überfordern. Versuche nicht, die Ernährung von heute auf morgen um 180 Grad zu drehen und in ein volles Sportprogramm einzusteigen, sondern gehe Schritt für Schritt und in deinem eigenen Tempo vor. Eine gute Vorbereitung ist das A und O, mit dem sich Kapitel 14 ausführlich befasst.

Geduld haben

Auch mit dem intermittierenden Fasten wirst du nicht über Nacht jünger, schlanker und zufriedener. Eine Ernährungsumstellung ist ein Marathon, kein Sprint. Mache dir also von Anfang an bewusst, dass du Geduld haben und der Sache Zeit geben musst. Fortschritte und Erfolge werden kommen - aber eben erst zu ihrer Zeit.

Kapitel 13: Der richtige Rhythmus und wie du ihn findest

Bevor du deine eigenen Erfahrungen mit dem intermittierenden Fasten machen kannst, musst du dich für einen der Rhythmen entscheiden, die in Kapitel 11 vorgestellt wurden.

Du weißt nicht, welchen du wählen sollst? Kein Problem! Diese Ansatzpunkte können dir dabei helfen, die richtige Entscheidung zu treffen:

Dein Alltag

Siehe dir deinen Alltag im Detail an. Was zeichnet ihn aus und welche strukturierten, sich wiederholenden Abläufe prägen ihn? Gleiche dein alltägliches Leben mit den verschiedenen Rhythmen ab und überlege dir, welcher Rhythmus am besten zu deinem Leben passt. Denn je leichter und reibungsloser sich der Rhythmus in dein Leben einfügt, desto eher wirst du ihn umsetzen und durchhalten können.

Deine Gewohnheiten und Vorlieben

Gilt dein erster Gedanke am Morgen deinem Frühstück oder gehört für dich zum Fernsehen am Abend einfach ein Snack dazu? Beides ist kein Problem. Siehe dir jede der beschriebenen Varianten des Intervallfastens an und überlege dir genau, wie deren Umsetzung aussehen würde. Denkst du, es fällt dir leichter, zwei Tage die Woche gar nichts zu essen oder täglich Fastenzeiten einzuhalten? Nimm auf jeden Fall Rücksicht auf deine Gewohnheiten und Vorlieben. Wenn du beispielsweise ein Frühstück brauchst, um überhaupt in den Tag starten zu können, solltest du einen Rhythmus wählen, in dessen Rahmen sich dies integrieren lässt.

Deine Erfahrung

Hast du zuvor schon einmal gefastet? Wenn dies deine erste Erfahrung mit dem Fasten ist, solltest du dich für einen lockeren Rhythmus - zum Beispiel 16:8 oder maximal 18:6 - entscheiden. Würdest du dich dagegen als Fasten-Profi bezeichnen, kommt vorübergehend auch der 20:4 Rhythmus infrage.

Deine Selbsteinschätzung

Prinzipiell kann das Fasten einem "Profi" unter Umständen natürlich immer noch schwerer fallen, als einem "Neuling". Das richtet sich ganz nach deiner individuellen Person. Versuche dich selbst einzuschätzen und sei dabei so ehrlich wie möglich zu dir selbst. Wie gut kommst du mit Veränderungen klar? Fällt es dir generell leicht, auf Essen zu verzichten? Und wie steht es um deine Disziplin?

Kapitel 14: Dein Weg zum Intervallfasten - Vorbereitung und erste Schritte

Damit deine Erfahrung mit dem Intervallfasten möglichst problemarm verläuft und von Erfolg gekrönt ist, solltest du dich gut vorbereiten. Eine solche Ernährungsumstellung lässt sich nicht von heute auf morgen angehen. Wer es hier zu eilig hat, wird mit hoher Wahrscheinlichkeit scheitern. Aber keine Sorge: Genau hierfür existiert dieses Kapitel. Es zeigt dir, wie du dich auf das Fasten vorbereiten kannst und hilft dir, die ersten Schritte zu meistern.

Ein Ziel setzen

Als Erstes solltest du dir bewusst machen, warum du überhaupt im Intervall fasten möchtest. Schließlich muss ein Ziel zunächst gesetzt werden, damit es dann auch erreicht werden kann. Möchtest du also abnehmen oder dich ganz einfach nur fitter fühlen? Möchtest du deine Cholesterinwerte verbessern und etwas für deine Herzgesundheit tun oder die Leistungsfähigkeit deines Gehirns optimieren? Aus symbolischen Gründen kannst du dein konkretes Ziel hier eintragen, wobei mehrere Zielsetzungen genannt werden können:

Ein kleiner Tipp: Ein Ziel sollte immer *SMART* formuliert sein. Also **S**pezifisch, ***M***essbar, ***A***mbitioniert, ***R***ealistisch und ***T***erminiert. Es hat sich nämlich herausgestellt, dass Ziele, die so formuliert sind, am besten erreicht werden können. Denn nur bei einem SMART formulierten Ziel, wirst du genau wissen was zu tun ist. Es ist schließlich ein Unterschied, wenn du schreibst: *Ich möchte abnehmen.* Oder wenn du schreibst: *Ich habe* ***am 01.06.2020****, durch* ***Intervallfasten****,* ***12 Kilogramm*** *abgenommen.* [Zeit bis dahin hier: 5 Monate]

Die Ausgangssituation erfassen

Fortschritte sind nur schwer zu bemerken, wenn die Ausgangssituation nicht festgehalten wird. Welche Angaben hier von Bedeutung sind, kommt natürlich ganz darauf an, welches Ziel du dir gesetzt hast. Nachfolgend kannst du den Ist-Zustand dokumentieren. Dabei musst du prinzipiell nur die relevanten Werte eintragen. Trotzdem kann es Sinn ergeben, das kleine Formular komplett auszufüllen. Schließlich ist es immer möglich, dass sich Aspekte verbessern, an denen du eigentlich gar nicht hauptsächlich arbeiten wolltest.

Datum	
Mein Gewicht	Kilogramm
Mein Cholesterin	mg/dl

Diese gesundheitlichen Probleme habe ich:

So fühle ich mich damit:

Der BMI ist hier bewusst außen vor gelassen. Zwar stellt er als Angabe einen Richtwert dar, doch seine Verlässlichkeit und Aussagekraft lässt zu wünschen übrig. Ein Bodybuilder hat beispielsweise kaum zu viel Fett, würde laut BMI aber wahrscheinlich als übergewichtig eingestuft werden. Das liegt daran, dass Muskeln schwerer sind, als Fett. Deutlich aussagekräftiger sind dagegen die folgenden Werte:

Mein Körperfettanteil	%
Mein Brustumfang	cm
Mein Taillenumfang	cm
Mein Hüftumfang	cm

Deinen Körperfettanteil kannst du beispielsweise im Rahmen einer Ernährungsberatung, bei einem Arzt und in manchen Fitnessstudios bestimmen lassen. Alternativ gibt es auch Methoden, mit denen du den Wert Zuhause ermitteln kannst. Möglichkeiten stellen hier eine Waage mit Körperfett-Funktion (BIA Waage) oder das Caliper-Gerät zur Hautfaltenmessung dar. Dabei ist aber zu beachten, dass die so gewonnen Werte nicht als zuverlässig angesehen werden können.

Ein wirklich klares Indiz liefert dir dagegen das Messen des Umfangs verschiedener Körperregionen. Eine solche Messung ist im Übrigen selbst relevanter, als das Gewicht, das die Waage anzeigt. Baust du nämlich Muskeln auf, während du Fett abnimmst, kann es sein, dass die Waage keine Veränderung zeigt oder die Zahl darauf sogar nach oben geht. Trotzdem hast du natürlich Fett verloren - du hast einfach nur an Muskeln zugelegt, was absolut wünschenswert und positiv ist. Das Maßband liefert dagegen aussagekräftige, verlässliche Werte. Zumindest dann, wenn richtig gemessen wird. Dafür legst du das Maßband an der stärksten Stelle der Brust an und führst es über deinen Rücken auf gleichbleibender Höhe einmal um dich herum. Die Taille misst du an der schmalsten Stelle, die Hüfte wieder an der breitesten.

Wunsch äußern

Hinter deinem Willen, das Intervallfasten durchzuziehen, steckt ein Wunsch. Das kann der Wunsch nach einer schlankeren Linie, nach mehr Selbstbewusstsein, mehr Konzentrationsvermögen oder einem gesünderen Leben sein. Für deine Motivation ist es wichtig, dass du diesen Wunsch klar benennst und verschriftlichst. Vielleicht fragst du dich jetzt, wozu das gut sein soll. Schließlich hast du dein Ziel bereits notiert. Aber Ziele und Wünsche können sich unterscheiden. Nicht unbedingt immer inhaltlich, aber auf emotionaler Ebene. Das Ziel ist im Kopf zu finden, der Wunsch wohnt im Herzen.

Ich wünsche mir...

...____

____

____

Kalorienbedarf errechnen

Letztendlich geht es beim Abnehmen um Kalorien. Nur wenn du weniger Kalorien zu dir nimmst, als dein Körper verbraucht, kannst du einen Gewichtsverlust erzielen. Du musst also ein Kaloriendefizit erreichen. Damit das klappen kann, musst du aber zuerst wissen, wie viele Kalorien dein Körper benötigt. Der Kalorienbedarf wird dabei folgendermaßen aufgeteilt:

Der Grundumsatz

Der Grundumsatz gibt an, wie viele Kalorien dein Körper im absoluten Ruhezustand verbraucht. Er bezieht sich also auf die Menge an Kalorien, die dein Körper benötigt, um weiter funktionieren und leben zu können - ganz ohne Bewegung und Aktivitäten, die darüber hinausgehen.

Der Leistungsumsatz

Nun befindest du dich selbstverständlich den Großteil der Zeit nicht in absoluter Ruhe. Dein Leistungsumsatz gibt die Kalorien an, die du zusätzlich - sei es durch Tätigkeiten im Haushalt, bei der Arbeit oder durch Sport - verbrauchst.

Der Gesamtumsatz

Die Summe aus Grund- und Leistungsumsatz wird Gesamtumsatz genannt. Ist dein Gesamtumsatz perfekt gedeckt, nimmst du weder zu, noch ab. Isst du mehr, als dein Gesamtumsatz beträgt, steigt dein Gewicht.

Am einfachsten ist es, wenn du Grund- und Leistungsumsatz online berechnen lässt. Das geht beispielsweise über *www.fettrechner.de*. Daneben kannst du die Werte aber auch im Alleingang berechnen. Das funktioniert so:

Grundumsatz berechnen

Zur Berechnung des Grundumsatzes ziehst du die Harris-Benedict-Formel heran, die sich nach Geschlecht unterscheidet.

Männer	66,47 + (13,7 x [Körpergewicht in kg]) + (5 x [Körpergröße in cm]) - (6,8 x [Alter in Jahren])
Frauen	655,1 + (9,6 x [Körpergewicht in kg]) + (1,8 x [Körpergröße in cm]) - (4,7 x [Alter in Jahre])

Gesamtumsatz berechnen

Um den Gesamtumsatz ermitteln zu können, brauchst du den sogenannten PAL-Wert, der die Art deiner überwiegenden Tätigkeit beschreibt. Den Wert kannst du dieser Tabelle entnehmen:

Faktor	Art der Tätigkeit	Beispiel
0,95	Schlafend	-
1,2	Sitzend und liegend	Gebrechliche und bettlägrige Menschen
1,45	Sitzend	Menschen mit Bürojob
1,65	Überwiegend Sitzend, aber auch gehend und stehend	Studenten, Busfahrer
1,85	Überwiegend stehend und gehend	Kellner, Verkäufer
2,2	Gehend, körperlich anstrengend	Landwirte, Sportler, Bauarbeiter

Du multiplizierst den jeweiligen Faktor mit der Anzahl an Stunden, in denen die beschriebene Tätigkeit täglich zutrifft. Im Gesamten musst du natürlich auf 24 Stunden kommen. Die Summe teilst du durch 24 und multiplizierst sie mit dem, bereits errechneten, Grundumsatz.

Ein Beispiel:

Nehmen wir an, du würdest täglich ungefähr acht Stunden schlafen, den Vormittag (8 Stunden) im Sitzen verbringen und nachmittags (8 Stunden) überwiegend stehen und gehen. Auf diese Weise würdest du dann vorgehen:

$(8 \times 0{,}95) + (8 \times 1{,}45) + (8 \times 1{,}85) = 34 \longrightarrow 34 \div 24 = 1{,}417$

Weiter gehen wir davon aus, dein Grundumsatz betrüge ***1500 kcal.***

1500 x 1,417 = 2125

Dein Gesamtumsatz läge dann bei ***2125 Kalorien.***

Selbstverständlich handelt es sich dabei um einen groben Richtwert. Immerhin kannst du kaum auf die Minute bestimmen, wie viel dein Körper genau leisten muss. Ein solcher Richtwert genügt aber vollkommen, um deinen täglichen Kalorienbedarf einschätzen zu können. Damit du effektiv abnimmst, musst du täglich eine Menge an Kalorien aufnehmen, die unter deinem Gesamtumsatz liegt. Dabei muss dein Grundumsatz aber stets großzügig gedeckt sein! Schließlich soll dein Körper keinen Schaden nehmen. Wenn du deinem Gesamtumsatz zwischen 250 und 500 Kalorien abziehst und damit über dem Grundumsatz liegst, bewegst du dich im grünen Bereich. Um auf das Beispiel zurückzukommen: Bei einem Gesamtumsatz von 2125 Kalorien, solltest du täglich zwischen 1875 und 1625 Kalorien zu dir nehmen. Du merkst: Zwischen den Fastenzeiten kannst du zwar essen was du willst, möchtest du aber abnehmen, musst du dennoch ein bisschen auf deine Ernährung achten, um ein gesundes Kaloriendefizit zu erreichen.

Den richtigen Zeitpunkt wählen

Du solltest die Ernährungsumstellung keinesfalls unterschätzen und sie daher zu einem möglichst günstigen Zeitpunkt angehen. Steckst du gerade mitten in einer stressigen Phase, beispielsweise kurz vor einer Beförderung oder vor wichtigen Klausuren, solltest du Rücksicht auf dich selbst nehmen und abwarten, bis sich die höchsten Wellen gelegt und das Arbeitspensum reduziert haben. Am besten beginnst du mit dem Fasten am Wochenende oder im Urlaub. So hast du einige Tage Zeit, in denen du dich voll und ganz auf dich und die Sache an sich konzentrieren kannst. Stehen zufällig Feiertage, an denen gewohnheitsmäßig viel gegessen wird - wie zum Beispiel Weihnachten -, vor der Tür, solltest du diese zunächst vorüberziehen lassen. Solltest du aber feststellen, dass du immer wieder neue Gründe findest, aus denen du "jetzt gerade" nicht mit dem Fasten beginnen kannst, musst du dringend einen Schlusspunkt setzen und - entgegen aller Widrigkeiten - loslegen.

Kühlschrank füllen - aber richtig!

Bevor du die geplante Ernährungsumstellung in die Tat umsetzt, solltest du deinen Kühlschrank mit gesunden Lebensmitteln füllen. Alles, was du für eine ausgewogene Ernährung brauchst, sollte vorhanden sein. Dazu gehören reichlich Obst und Gemüse, sowie Vollkornprodukte (Brot, Nudeln, Reis) und Milcherzeugnisse. Beim Einkaufen solltest du dich an das Thema "Kaloriendichte" erinnern und dich darauf besinnen, was dein Körper an Nährstoffen braucht. Kalorienbomben, die schon vorhanden sind, musst du nicht zwangsläufig wegschmeißen. Schließlich ist ihr Konsum während des Intervallfastens prinzipiell nicht ausgeschlossen. Das einzige, wovon du dich wirklich konsequent verabschieden solltest, sind Softdrinks und Lightgetränke.

"Plan B" schmieden

Plan A lautet, das Intervallfasten knallhart und ohne Fehler oder Schwierigkeiten durchzuziehen. Leider läuft es in den meisten Fällen etwas anders. Früher oder später werden dir Verlockungen und anspruchsvolle Situationen begegnen, die es dir schwer machen, deinem Rhythmus treu zu bleiben. Daher solltest du dir im Vorhinein einen Plan B zurechtlegen. Überlege dir zunächst, wann oder wodurch es zu einer kritischen Situation kommen könnte. Bist du beispielsweise ein "Stressesser" und schmeichelst deiner Seele in Krisenzeiten gerne mit fetten oder süßen Speisen? Dann solltest du dir schon jetzt überlegen, wie du den Stress anderweitig kompensieren kannst. Das kann beispielsweise mit Ablenkungen, wie dem Schauen einer Serie oder einem Spaziergang, funktionieren. Oder du schaffst dir zum Beispiel einen Anti-Stress-Ball an und schwörst dich schon jetzt darauf ein, diesen mindestens hundert Mal zu drücken, bevor du aus reinem Stress zum Kühlschrank gehst. Wenn du weißt, dass dich abends oder auch nachts Heißhungergefühle übermannen können, solltest du gesunde Snacks (zuckerfreie Müsliriegel oder eine Banane) anschaffen und diese zu den betreffenden Zeiten in Reichweite haben. Immerhin ist es besser, den Rhythmus mit einer Banane zu brechen, als mit einer halben Sahnetorte. Auf das Thema Hunger und den Umgang damit, gehen wir in Kapitel 17 noch genauer ein.

Die Gewöhnungsphase

Schließlich ist Tag X gekommen und du beginnst deinen ersten Tag mit dem Intervallfasten. Es ist wichtig, dass du verstehst, dass die Ernährungsumstellung eine Herausforderung für deinen Körper und deinen Geist darstellt. Alte Gewohnheiten müssen durchbrochen und durch neue ersetzt werden. Dem Menschen, als Gewohnheitstier, fällt das erfahrungsgemäß ziemlich schwer. Gehe also behutsam mit dir um und tue dein bestes, ohne über dein persönliches Belastungslimit hinauszugehen. Es kann eine oder auch vier Wochen dauern, bis dein Körper sich an den neuen Rhythmus gewöhnt hat. Während dieser Zeit kann es immer wieder zu unangenehmen Begleiterscheinungen, wie Kopfschmerzen oder Schwindel, kommen und auch dein Geist wird sich das ein oder andere Mal querstellen. Deine Aufgabe ist es, abzuschätzen, wie viel du dir zumuten kannst und für dich selbst herauszufinden, wann du durchhalten musst und wann du - zum Wohle deiner Gesundheit - Gnade walten lassen solltest.

Erfolge dokumentieren

Vor allem in der Anfangszeit ist es ratsam, Erfolge - ob groß oder klein - zu dokumentieren. Sollte deine Motivation ins Wanken kommen, kannst du einen Blick darauf werfen, um neue Kraft zu schöpfen. Die nachfolgende Tabelle begleitet dich über die ersten zwei Wochen und hilft dir, Fortschritte wahrzunehmen, anstatt sie abzutun oder einfach zu übersehen. Setze einfach ein Kreuz, wenn der Punkt auf den entsprechenden Tag zutrifft.

Tag	**Rhythmus eingehalten?**	**Gesund ernährt?**	**Sport gemacht?**	**Genug getrunken?**
1				
2				
3				
4				
5				
6				
7				
8				
9				
10				
11				
12				
13				
14				

Solltest du mit dem Intervallfasten vor allem das Ziel eines Gewichtsverlusts verfolgen, müssen natürlich auch diesbezüglich Fortschritte festgehalten werden. Du solltest dich aber nicht jeden Morgen auf die Waage stellen oder das Maßband zücken. Immerhin soll das Fasten nicht in einer Obsession enden. Es genügt, dich im zweiwöchigen Rhythmus zu wiegen und zu vermessen. Mit den unten angeführten Formularen kannst du jeweils zum Ablauf von zwei Wochen Bilanz ziehen.

2 *Wochen* geschafft	
Mein Gewicht	Kilogramm
Mein Brustumfang	cm
Mein Taillenumfang	cm
Mein Hüftumfang	cm

4 *Wochen* geschafft	
Mein Gewicht	Kilogramm
Mein Brustumfang	cm
Mein Taillenumfang	cm
Mein Hüftumfang	cm

6 *Wochen* geschafft	
Mein Gewicht	Kilogramm
Mein Brustumfang	cm
Mein Taillenumfang	cm
Mein Hüftumfang	cm

8 *Wochen* geschafft	
Mein Gewicht	Kilogramm
Mein Brustumfang	cm
Mein Taillenumfang	cm
Mein Hüftumfang	cm

10 *Wochen* geschafft	
Mein Gewicht	Kilogramm
Mein Brustumfang	cm
Mein Taillenumfang	cm
Mein Hüftumfang	cm

Kapitel 15: SOS: Was schiefgehen kann und wie damit umzugehen ist

Wie bei fast allem im Leben, kann auch beim Intervallfasten so einiges schiefgehen. In diesem Kapitel erhältst du erste Hilfe für den Fall der Fälle.

Du hältst den Rhythmus nicht ein

Wenn du dich trotz intensiver Vorbereitung nicht an den Rhythmus halten kannst, steht die Suche nach Gründen im Fokus. Damit du diese angehen kannst, musst du aber zunächst aufhören, dich fertig zu machen. Nein, du bist kein Versager und du hast auch nicht all deine bisherigen Erfolge zunichte gemacht. Ein Ausrutscher kann jedem passieren. Du solltest dir also verzeihen und nach vorne, statt zurück blicken. Trotzdem ist es wichtig, dich noch einmal genau mit den Auslösern und Ursachen zu beschäftigen. Wenn du weißt, was dazu geführt hat, dass du den Rhythmus gebrochen hast, kannst du dies beim nächsten Mal vielleicht eher verhindern. Überlege dir: In welcher Situation ist es passiert? Welche Gedanken gingen dir dabei durch den Kopf? Inwiefern war dieser Tag oder Moment anders, als die vielen, in denen du dich an den Rhythmus halten konntest? Und was kannst du tun, damit das möglichst nicht mehr passiert?

Du fühlst dich körperlich schwach

Eine Ernährungsumstellung kann, wie in Kapitel 10 geschildert, durchaus zu gewissen "Nebenwirkungen" führen. Machen sich Kopfschmerzen oder Konzentrationsschwierigkeiten bemerkbar, besteht im ersten Moment kein direkter Handlungsbedarf. Es ist ganz natürlich, dass dein Körper sich schwer damit tut, die neue Situation anzunehmen. Halten die Beschwerden aber über mehrere Tage hinweg an oder solltest du zum Beispiel so starke Kreislaufprobleme bekommen, dass du das Gefühl hast, das Bewusstsein zu verlieren, musst du einschreiten. Esse etwas Gesundes, trinke ein großes Glas Wasser und gönne dir ein bisschen Ruhe. Vielleicht kannst du dann am nächsten Tag schon wieder weitermachen. Stellen sich die Beschwerden aber immer wieder ein, solltest du den Arzt deines Vertrauens aufsuchen und musst unter Umständen akzeptieren, dass das Intervallfasten einfach nichts für dich und deinen Körper ist.

Du hältst dich an den Rhythmus, nimmst aber nicht ab

Diese Situation ist zugegebenermaßen ziemlich frustrierend. Du tust alles, was in deiner Macht steht, hältst dich akribisch an den Rhythmus und trotzdem wollen die Pfunde einfach nicht purzeln. Das könnte daran liegen, dass du kein ausreichendes Kaloriendefizit erreichst. Du hältst die Fastenzeiten zwar ein, nimmst in den Zeiträumen dazwischen aber zu viele Kalorien zu dir. Überprüfe deinen Kalorienbedarf und stelle sicher, dass du ein klares Defizit von mindestens 250 Kalorien pro Tag erzielst. Vorübergehend kann es hilfreich sein, die Kalorienmenge der Lebensmittel, die gegessen werden, zu notieren. Manchmal unterschätzt man nämlich einfach, wie viele Kalorien eine Mahlzeit enthält. Online findest du zahlreiche Websites, denen du den Kaloriengehalt jedes beliebigen Nahrungsmittels entnehmen kannst. Fastest du schon seit mehreren Wochen und konntest bisher mehr oder weniger konstant abnehmen, ist es auch möglich, dass du ein Abnehmplateau erreicht hast. Was das ist und wie du dagegen vorgehen kannst, erfährst du in Kapitel 20.

Dein gewählter Rhythmus passt nicht zu deinem Alltag

Du stellst nach einer gewissen Zeit fest, dass der Rhythmus, den du dir ausgesucht hast, nicht so gut zu deinem Alltag passt, wie du dachtest? Kein Problem! Der Rhythmus ist nicht in Stein gemeißelt und du kannst ihn jederzeit ändern. Hierfür kommst du einfach auf die Varianten in Kapitel 11 zurück und überlegst dir, welcher Rhythmus besser passen könnte. Damit du im nächsten Versuch den richtigen

Rhythmus findest, solltest du dir bewusst machen, warum genau der erste Rhythmus nicht zu deinem Alltag gepasst hat. So unterstützt du dich dabei, eine Variante zu wählen, die sich besser in dein Leben integrieren lässt.

Du vergisst, den Rhythmus einzuhalten

Es kann auch passieren, dass du einfach nicht mehr an den Rhythmus denkst und daher vergisst, zu fasten. Dieses Problem kannst du ganz einfach in den Griff bekommen, indem du dir eine tägliche Erinnerung in dein Smartphone einspeicherst, die immer dann aufploppt, wenn die Fastenzeit beginnt.

Kapitel 16: Häufige Fehler beim Intervallfasten

Zu wissen, welche Fehler Menschen beim Intervallfasten häufig machen, hilft dir dabei, dich vor eben diesen Fehlern zu bewahren. Hier kommen die Top 5 der falschen Herangehensweisen und Verhaltensmustern:

1. Zu wenig Vorbereitung

Wer sich nicht richtig vorbereitet, sondern einfach so und ohne groß darüber nachzudenken oder sich mit der Thematik vertraut zu machen loslegt, beraubt sich der Chance, nachhaltige Erfolge zu erzielen. Es ist durchaus verständlich, dass man lieber heute als morgen anfangen und so schnell wie möglich etwas ändern möchte - vor allem dann, wenn man mit dem Ist-Zustand sehr unzufrieden ist. Trotzdem ist eine gute Vorbereitung der Grundstein, auf den das gesunde, erfolgreiche Intervallfasten baut und darf keinesfalls einfach übersprungen werden.

2. Falscher Rhythmus

Überschätzt man sich und traut sich schlicht und einfach zu viel zu, kann es leicht passieren, dass man einen zu strengen Rhythmus wählt, den man auf Dauer einfach nicht einhalten kann. Daher sollte man sich wirklich ausgiebig mit der Frage nach dem richtigen Rhythmus befassen und sich nicht davor scheuen, mehrere Rhythmen auszuprobieren.

3. Zu wenig Flüssigkeit

Eventuell auftretende Kreislaufbeschwerden werden natürlich begünstigt, wenn der Körper zu wenig Flüssigkeit bekommt. Leider haben viele Menschen das Problem, das Trinken zu vergessen und kaum ein

Durstgefühl zu entwickeln. Damit dir das nicht passiert, solltest du dir am Morgen oder schon am vorherigen Abend Flaschen bereitstellen, die mindestens zwei Liter enthalten. Sind die Flaschen am Abend noch nicht geleert, weißt du, dass du mehr trinken musst.

4. Zu wenig oder zu viele Kalorien

Wer zu viele Kalorien zu sich nimmt, nimmt nicht ab und wer zu wenige konsumiert, gefährdet seine Gesundheit und wird sich zwangsläufig schwach und kraftlos fühlen. Aus diesem Grund ist es so wichtig, seinen persönlichen Kalorienbedarf zu kennen und, wenn nötig, ein paar Tage lang Kalorien zu zählen, um sich seiner Aufnahme bewusst zu werden.

5. Zu hohe Erwartungen

Das Intervallfasten kann vieles, aber es kann keine Wunder vollbringen - und das sollte man auch nicht davon erwarten. Wie bereits gesagt: Die Ernährungsumstellung ist kein Sprint, sondern ein Marathon und es braucht Zeit, bis sich erste Erfolge einstellen. Du solltest die Sache also realistisch betrachten und deine Erwartungen auf einem Niveau halten, das auch erfüllt werden kann. Andernfalls endet dein Vorhaben schnell in Frustration.

Kapitel 17: Hunger aushalten und reduzieren - Wunderwaffen und Hilfsmittel

Es ist sehr wahrscheinlich, dass dir der Hunger im Rahmen deiner Erfahrung mit dem Intervallfasten früher oder später zu schaffen machen wird. Dieses Kapitel hält Hinweise und Tipps bereit, die dich dabei unterstützen, Hungergefühle auszuhalten und zu reduzieren.

Kaugummi kauen

Ein Kaugummi sorgt nicht nur für einen frischen Geschmack im Mund, sondern gibt deinem Mund auch etwas zu tun. Beides hilft dabei, den Hunger besser aushalten zu können. Am besten eignen sich zuckerfreie Kaugummis mit einem möglichst starken Aroma, das lange anhält. Wenn du immer eine Packung Kaugummi dabei hast, kannst du im Notfall stets darauf zurückgreifen.

Trinken

Manchmal wird Hunger auch einfach mit Durst verwechselt. Wann immer du ein Hungergefühl verspürst, solltest du also zunächst ein großes Glas Wasser trinken. So kannst du feststellen, ob du tatsächlich Hunger hast und diesen zugleich abschwächen. Immerhin füllt Wasser den Magen und sorgt dafür, dass dieser nicht mehr allzu laut knurrt.

Druckpunkt nutzen

Es gibt einen Druckpunkt, der Hunger nachweislich reduzieren kann. Dieser Punkt befindet sich mittig zwischen Oberlippe und Nase. Wird er stimuliert, signalisiert dies dem Gehirn eine Sättigung und der Hunger lässt nach. Drücke mit deinem Zeigefinger für einige Sekunden mit mäßigem Druck auf den Punkt und wiederhole den Vorgang fünf bis sieben Mal, um Hungergefühle effektiv zu bekämpfen.

Ablenkung

Oftmals kann es schon genügen, dich für fünfzehn bis zwanzig Minuten abzulenken. Schaue eine Folge deiner Lieblingsserie, gib deinen Händen etwas zu tun, indem zu bastelst oder malst, oder rufe einen Freund an, um dich eine Weile mit ihm zu unterhalten. Da Heißhunger meist genauso plötzlich verschwindet, wie er auftritt, stehen die Chancen gut, dass du deinen Hunger danach wieder im Griff hast.

Wärme

Wärme signalisiert deinem Gehirn Wohlbefinden und Wohlbefinden und Hunger vertragen sich nicht gut. Folglich kann es deinen Hunger dämpfen, wenn du ein heißes Bad nimmst, einen warmen Tee trinkst oder dich mit einer Wärmflasche in eine Decke einkuschelst.

Ziele vor Augen rufen

Du hast Hunger und würdest die Fastenzeit am liebsten frühzeitig beenden? Dann solltest du dir deine Ziele und Wünsche vor Augen halten und dich daran erinnern, warum du jetzt durchhalten solltest. Dafür kannst du einfach einige Kapitel zurückblättern, denn zum Glück hast du deine Wünsche und Ziele in Kapitel 14 notiert.

BPC

BPC steht für "Bullet Proof Coffee". Dabei handelt es sich um ein Getränk, das exakt darauf abzielt, Hungergefühle zu vertreiben und als Geheimwaffe so mancher Stars und Sternchen gilt. Vermenge eine Tasse Kaffee mit einem halben Esslöffel Butter und etwas MCT Öl. MCT Öl ist ein Auszug aus Kokosöl und enthält lediglich mittelkettige Fettsäuren. Zugegeben: Der Geschmack der Mischung kann anfangs recht gewöhnungsbedürftig sein. Die meisten Menschen empfinden ihn aber nicht als unangenehm und machen die Erfahrung, dass sich der Hunger nach dem Genuss des Getränks für ein bis drei Stunden verabschiedet. Der spezielle Kaffee kann, auch wenn er etwas Butter enthält, während der Fastenzeit konsumiert werden. Allerdings ist MCT Öl nicht ganz so leicht aufzutreiben. In Supermärkten und Drogerien sucht man das spezielle Produkt vergeblich, sodass man es zwangsläufig online bestellen muss.

Kapitel 18: Warum die meisten Diäten scheitern

Mit Diäten erlebt man in aller Regel mehr Misserfolge, als wirkliche Erfolge. Man hält sich einige Tage oder auch Wochen daran, langfristige Gewichtsverluste können aber nicht erzielt werden. Warum? Weil es den meisten Diäten an Sinnhaftigkeit fehlt. Sogenannte Crash-Diäten sind nur darauf ausgelegt, die Pfunde sehr kurzfristig purzeln zu lassen. Das hilft vielleicht einem Model, das vor dem nächsten Shooting ein, zwei Pfund verlieren möchte. Strebt man aber eine langfristige, gesunde Gewichtsreduktion an, sind diese Diäten absolut ungeeignet. Natürlich verliert man ziemlich schnell den Über- und Durchblick: In fast ausnahmslos jedem Frauenmagazin werden Diäten angepriesen, die weder gut recherchiert, noch von den Autoren im Selbstversuch ausprobiert wurden und eigentlich nur dazu da sind, verzweifelte Menschen zum Kauf eines nutzlosen Schriftstücks zu verleiten.

Und auch das Internet ist voll von falschen Versprechungen und riskanten Vorschlägen zur Gewichtsreduktion. Jede Diät behauptet, die einzig wahre und funktionierende zu sein und das Unmögliche möglich zu machen. Mitunter liest man von Diäten, mit denen man 10 Kilo in einem Monat verlieren soll. Das ist aber schlicht und einfach nur dann möglich, wenn man sich einen Arm amputieren lässt. Kurz und knapp: Die meisten Diäten sind ausgemachter Blödsinn. Natürlich kann man sich zwei Wochen lang von Kohlsuppe ernähren, doch das macht einen im Endeffekt nur kurzfristig schlanker und steht zudem im absoluten Widerspruch zur Gesundheit des Körpers.

Im Zuge von Crash-Diäten verliert man vor allem Wasser und Muskelmasse. Und im Anschluss ist der Jojo-Effekt, über den wir uns im nächsten Kapitel unterhalten, sofort zur Stelle, um noch einige Kilos draufzupacken. Das Konzept der meisten Diäten lässt sich gar nicht verfolgen, ohne dem Körper zu schaden und in der Jojo-Falle zu landen. Und was hat man davon? Man hat es **wieder** nicht geschafft und gibt sich selbst die Schuld, anstatt diese bei der Diät zu suchen. Man ist **noch** frustrierter und kompensiert dies unter Umständen mit übermäßigem Essen. Deshalb ist an dieser Stelle ganz klar zu sagen:

Das Intervallfasten ist keine Diät im herkömmlichen Sinne.

Die Methode ist umsetzbar und stellt die Gesundheit an die oberste Stelle. Intermittierendes Fasten ist zudem nicht dazu gedacht, kurzfristige Gewichtsverluste binnen weniger Tage zu verursachen, sondern dient dem langfristigen, gesundheitsbewussten und nachhaltigen Gewichtsverlust. Es handelt sich um eine Ernährungsumstellung, um ein Besinnen darauf, was der Körper braucht und um einen Weg, den man erfolgreich gehen kann, ohne die Gesundheit zu schädigen.

Kapitel 19: Tipps und Tricks - Loslegen, dranbleiben und Erfolge feiern

Mit diesem Kapitel möchten wir dir einige Tipps und Tricks mit an die Hand geben, die dir auf deinem Weg mit dem Intervallfasten von Nutzen sein können.

Mut haben und zuversichtlich sein

Man braucht definitiv Mut, um die Komfortzone zu verlassen und eine Ernährungsumstellung anzugehen. Schließlich besteht die Gefahr eines Misserfolgs und man weiß nicht so richtig, was genau auf einen zukommt. Diesen Mut aufzubringen, zahlt sich im Falle des Intervallfastens aber mit hoher Wahrscheinlichkeit aus. Dabei ist es wichtig, dass du eine positive Einstellung entwickelst und dir diese erhältst. Wenn du mit den Gedanken "das wird sowieso nichts" oder "ich probiere es, aber ich zweifle daran" an die Sache herangehst, ist dein Vorhaben zum Scheitern verurteilt. Übe dich in einer positiven, wohlwollenden und zuversichtlichen Sichtweise und mache dir bewusst, dass es diesmal klappen kann. Auch wenn alle vorherigen Versuche misslungen sind, kannst du dein Ziel nun erreichen - sofern du den Mut hast, es in Angriff zu nehmen. Jede Erfolgsgeschichte beginnt mit einer ordentlichen Portion Mut und einer Prise Zuversicht.

Rückschläge akzeptieren und nutzen

Vermutlich wird deine Erfahrung mit dem intermittierenden Fasten den ein oder anderen Rückschlag mit sich bringen. Zum Beispiel dann, wenn du es nicht schaffst, den Rhythmus einzuhalten. Der Rückschlag an sich ist aber viel weniger von Bedeutung, als dein Umgang damit. Du hast in der Fastenzeit gegessen. Jetzt kannst du dich daran aufhängen, dir alles vorhalten, was du in den letzten Jahren falsch gemacht hast, dich einen Versager schimpfen und resigniert aufgeben. Du kannst dich aber auch gerade machen, aus deinen Fehlern lernen und weiterkämpfen. Im zweiten Falle kann dich ein Rückschlag sogar weiter nach vorn bringen. Nämlich dann, wenn du ihn analysierst und damit zu Wissen findest, das dir in Zukunft von Nutzen sein kann.

Motivation erhalten und auffrischen

Die meisten Menschen starten hochmotiviert und müssen dann feststellen, dass die Motivation langsam zu bröckeln beginnt. So muss es aber nicht laufen, denn es gibt Mittel und Wege, deine Motivation am Leben zu erhalten. Eine Option hast du bereits kennengelernt: das Besinnen auf deine Ziele. Außerdem kann dir die Technik der Visualisierung eine große Hilfe sein. Dabei geht es darum, dich so zu fühlen, als hättest du dein Ziel schon erreicht. Beschwöre vor deinem inneren Auge ein Bild herauf, das dich am Ziel deiner Träume zeigt. Wenn du abnehmen möchtest, könnte das zum Beispiel ein Bild von dir sein, wie du den Reißverschluss eines Kleides, das dir früher einmal gepasst hast, mühelos zuziehst oder wie du deinen schlanken Körper im Spiegel betrachtest. Wenn du ein passendes Bild gefunden hast, rufst du es dir immer wieder vor Augen. Je öfter du das machst, desto leichter wird es dir fallen, bis es dich schließlich gar keine Anstrengung mehr kostet. Während du das Bild siehst, versuchst du, dich in diese zukünftige Lage zu versetzen. Stelle dir vor, wie du dich wohlfühlst, wenn das Bild zur Wirklichkeit geworden ist und intensiviere dieses Gefühl. Konserviere es in deinem Innersten und rufe das Gefühl ab, wann immer du am liebsten aufgeben möchtest.

Gibt es Bilder oder Sprüche, die dich motivieren und dir Kraft geben? Dann ist es eine gute Idee, eine Collage mit diesen Bildern anzufertigen und sie an einem Ort aufzuhängen, an dem du sie täglich siehst. Alternativ kannst du sie auch in einem Motivations-Ordner auf deinem Smartphone abspeichern. Wenn du täglich kleine Erinnerungen und Motivationsschübe brauchst, bietet es sich an, verschiedene Orte in deiner Wohnung mit Klebezetteln zu versehen, auf denen kurze, motivierende Sätze stehen.

Gleichgesinnte finden

Erfahrungsgemäß gelingt eine Ernährungsumstellung besser in Gesellschaft von Gleichgesinnten, als ganz alleine. Vielleicht gibt es ja einen Freund oder einen Angehörigen, der das Intervallfasten mit dir zusammen ausprobieren möchte. Ist das nicht der Fall, kannst du dich online nach Communitys und Foren umsehen, in denen sich Menschen, die im Intervall fasten, tummeln. In der Gemeinschaft könnt ihr euch gegenseitig anspornen, Tipps geben und über Erfolge und Misserfolge austauschen.

Belohnungen einbauen

Was bei Hunden und Kindern funktioniert, klappt auch bei dir. Um dich zusätzlich dazu zu motivieren, dein Ziel zu erreichen, kannst du dir bestimmte Belohnungen überlegen. In diesem Kontext kann es hilfreich sein, dein großes und ultimatives Ziel in kleinere Zwischenziele aufzuspalten. Möchtest du beispielsweise fünfzehn Kilogramm abnehmen, könntest du eine Belohnung für fünf, zehn und fünfzehn verlorene Kilos festlegen. Die Belohnungen sollten sich dabei an deinen Vorlieben orientieren, deinem Ziel aber nicht im Wege stehen. Eine sinnvolle Belohnung wäre zum Beispiel ein Ausflug, ein neues Buch, eine Massage oder ein schickes Oberteil. Kontraproduktiv wäre es dagegen, dich mit zwei Tafeln Schokolade für deinen Abnehmerfolg zu belohnen.

Fortschritte erkennen und anerkennen

Manchmal fällt es schwer, die kleinen Fortschritte zu erkennen und sich dafür zu feiern. Aber das solltest du unbedingt! Du hast ein Pfund abgenommen? Wunderbar! Du hattest Heißhunger, hast der Versuchung aber widerstanden? Spitze! Du hattest überhaupt keine Lust, bist aber trotzdem zum Sport gegangen? Was für ein herausragender

Erfolg! Erlaube dir, stolz auf dich selbst zu sein und vergiss nicht, dir immer wieder kräftig auf die Schulter zu klopfen.

Den eigenen Körper annehmen

"Sich wohl in seiner Haut fühlen", "seinen Körper lieben", "seine Problemzonen akzeptieren" - das alles ist viel leichter gesagt, als getan. Das bedeutet aber nicht, dass du es nicht trotzdem versuchen solltest. Denn eines ist klar: Auch wenn du fünfzehn Kilo abgenommen hast, wirst du nicht aussehen wie Miranda Kerr oder Angelina Jolie - schließlich bist du nun einmal du. Und du wirst nach wie vor Dinge an deinem Körper finden, die du gerne ändern würdest. Viele Menschen denken, dass sie glücklich und zufrieden sein werden, wenn sie ihr Wunschgewicht erstmal erreicht haben. Eines Tages wachen sie auf, die Waage zeigt das gewünschte Gewicht und dennoch fühlen sie sich nicht so, wie sie es sich erträumt haben. Auf diese Weise rutschen manche Menschen in eine Essstörung, denn von dort aus gibt es nur noch einen Weg: nach unten. Es entwickeln sich Gedanken à la "Wenn ich mich jetzt nicht mag, muss ich eben noch mehr abnehmen" und der Selbsthass wächst mit jedem Kilo, das man verliert, ohne dabei glücklicher zu werden. Wenn du dich also jetzt nicht magst, wirst du dich vermutlich auch fünfzehn Kilo leichter nicht mögen. Deshalb ist es wichtig, den Teufelskreis sofort zu durchbrechen und daran zu arbeiten, deinen Körper bedingungslos anzunehmen. Er ist das Gefäß, in dem du dein Leben lang steckst. Egal wo du hingehst und was du machst - dein Körper begleitet dich. Vor allem Frauen werden von Kindesbeinen an gesellschaftlich dahingehend beeinflusst, ihren Körper zu hassen und ausnahms- und bedingungslos schön sein zu wollen. Eine ganze Industrie baut darauf auf. Dabei bist du doch nicht nur auf dieser Welt, um schön zu sein, oder? Dein Körper ist dein Körper. Was du hässlich findest, findet ein Fremder vielleicht umwerfend und alles, was dir gefällt, wird von irgendjemandem verachtet. Du liebst die Natur, obwohl sie grausam sein kann. Du liebst dein Kind, obwohl es Merkmale in sich trägt, die du an dir selbst kritisierst. Du liebst deinen Partner, obwohl er nicht perfekt ist. Warum also tust du dir selbst diesen Gefallen nicht? Schon klar: Du kannst nicht über Nacht lieben, was du jahrelang bemängelt hast. Den inneren Kritiker zu zähmen und das eigene Selbstbild zu erneuern, kostet Zeit und Kraft. Doch alles beginnt mit dem ersten Schritt. Stelle dich vor den Spiegel. Im ersten Anlauf bekleidet und im zweiten dann nackt. Betrachte deinen Körper und finde Adjektive für ihn, die ausdrücklich nicht abwertend sind. Anstatt "ich bin fett", denkst du "ich habe Kurven". Anstelle von "meine Nase ist zu spitz", denkst du "durch meine Nase sehe ich neugierig aus". "Ich habe hässliche Falten" ersetzt du durch "ich habe gelacht, mich gesorgt und geweint und meine Haut hat nichts davon vergessen". Zu Beginn wirst du dir große Mühe geben müssen und die negativen, abschätzigen Gedanken werden ganz selbstverständlich da sein. Die Hauptsache ist, dass du ihnen konsequent etwas entgegensetzt. Das hat nichts mit "Schönreden" zu tun, sondern mit der Wertschätzung deines Körpers in all seinen Facetten. Erst wenn du dich dazu überwindest, zu vergessen, was du so dringend sein willst, kannst du sehen, was du schon längst bist.

Das Leben leben

Deine Cholesterinwerte sind zu hoch? Du hast Übergewicht oder Cellulite? Na und? Das sollte dich nicht daran hindern, dein Leben zu leben und zu genießen. Mit dem Intervallfasten arbeitest du daran, deine derzeitige Situation zu verbessern und gesünder zu werden. Mit deinem Leben solltest du aber nicht warten, bis du abgenommen hast, deine Blutwerte im grünen Bereich sind oder dein Körper straff ist. Oftmals können solche Probleme so präsent sein, dass sie uns beinahe die Luft zum Atmen nehmen und jeglichen Raum, der eigentlich für das pure Leben offen sein sollte, lückenlos füllen. Bemühe dich, an deinen Problemen zu arbeiten, bemühe dich aber mindestens genauso sehr, dich und deine Lebenslust nicht davon auffressen zu lassen.

Kapitel 20: Abnehmplateaus und wie du sie überwindest

Der Begriff "Abnehmplateau" beschreibt einen Stillstand im Prozess des Gewichtsverlusts. Obwohl der Betroffene sich an das Intervallfasten hält und sich bemüht, seiner errechneten täglichen Kalorienaufnahme treu zu bleiben, stagniert sein Gewicht. Das ist frustrierend und hinterlässt oftmals Ratlosigkeit. Doch das Abnehmplateau kommt nicht einfach so, sondern hat eigentlich immer einen Grund. Leider gibt es keine allgemeingültige Definition des Abnehmplateaus. Trotzdem kann noch längst nicht davon gesprochen werden, wenn im Zeitraum von einigen wenigen Tagen keine Erfolge erzielt werden. Purzeln die Pfunde allerdings über zwei und mehr Wochen nicht, spricht vieles dafür, dass der Stillstand eingetreten ist.

Die Gründe hinter dem Stillstand

Wenn du feststellst, dass du in einem Abnehmplateau festhängst, trifft mit hoher Wahrscheinlichkeit einer der folgenden Gründe zu:

Weniger Gewicht = niedrigerer Kalorienbedarf

Aus Kapitel 14 kennst du die Formel zur Berechnung des Grund-, Leistungs- und Gesamtumsatzes. Ein wichtiger Faktor ist dabei das Körpergewicht. Sinkt dieses, nimmt auch die Menge an Kalorien, die der Körper in Ruhe und in der Bewegung verbraucht, ab. Hast du also beispielsweise zehn Kilogramm abgenommen, ernährst dich aber immer noch nach den Werten, die du zu Beginn deines Weges mit dem intermittierenden Fasten errechnet hast, ist es gut möglich, dass du mittlerweile kein ausreichendes Kaloriendefizit mehr erreichst. Zum Glück lässt sich in diesem Fall sehr einfach Abhilfe schaffen: Führe die Rechnung nochmals mit deinem jetzigen Gewicht durch und schon weißt du, inwiefern du deine Ernährung hinsichtlich der aufgenommenen Energie anpassen musst.

Anpassungsfähigkeit des Stoffwechsels an Ernährung und Training

Der menschliche Stoffwechsel kann als eine Art Chamäleon bezeichnet werden. Er ist auf Stabilität aus und schafft es, sich mit der Zeit an neue Umstände anzupassen. Ernährst du dich eintönig und läuft jede deiner Trainingseinheiten mehr oder weniger gleich ab, kommt dein Körper dem schnell auf die Schliche und trifft die Anpassungen, die aus seiner Sicht zu treffen sind. Der Metabolismus lernt, die gewohnte Nahrung sehr effizient zu verstoffwechseln und möglichst viel Energie daraus zu gewinnen. Beim Sport ist dein Körper nach einiger Zeit in der Lage, das gleiche Training zu absolvieren und dabei weniger Energie zu verbrauchen.

Fehleinschätzungen des Kaloriengehalts

Studien zeigen, dass etwa die Hälfte der Menschen den Kaloriengehalt von Lebensmitteln unterschätzt. Es wird angenommen, dass ein Nahrungsmittel 10 % bis 50 % weniger Kalorien liefert, als es in der Realität der Fall ist. So kann es natürlich einfach passieren, dass man zwar glaubt, sich an dem angestrebten Kaloriendefizit zu orientieren, tatsächlich aber sogar den Gesamtumsatz überschreitet.

Zu strenge Diäten

Setzt du ein deutlich zu hohes Kaloriendefizit an, führt das letztendlich zu mehr Fettpölsterchen und weniger Muskeln. Das lässt sich ganz einfach erklären: Dein Körper merkt, dass es ihm konstant an lebenswichtiger Energie fehlt. Wieder reagiert er so, wie er es im Sinne des Überlebens tun muss. Er beginnt, Notreserven in Form von Fettzellen zu speichern, wo immer es geht und baut Muskeln ab, um

Energie zu sparen. Schließlich verbrauchen Muskeln, wie du weißt, auch im Ruhezustand mehr Energie, als Fett.

Die Ausnahme wird zur Regel

Es spricht nichts dagegen, von Zeit zu Zeit Ausnahmen zu machen und zum Beispiel von den Fastenzeiten abzuweichen oder etwas mehr Energie zu konsumieren. Die Einstellung, dass Ausnahmen erlaubt sind, kann aber dazu führen, dass sich diese häufen. Zwei Ausnahmen pro Monat werden sich kaum hemmend auf den Gesamterfolg auswirken. Wird aber jeden zweiten Tag ein Auge zugedrückt, muss man sich nicht wundern, wenn der Fortschritt beim Abnehmen zu wünschen übrig lässt.

Wassereinlagerungen

Während der Menstruation neigt der weibliche Körper dazu, Wasser einzulagern. Das ist ganz natürlich und hormonell bedingt. Die Waage kannst du rund um deine Periode also getrost zur Seite stellen.

Gewicht von Muskeln und Fett

Letztendlich kann es natürlich auch sein, dass du hinsichtlich des Gewichts einfach mehr Muskeln aufbaust, als Fett verlierst. Ob dies der Fall ist, verraten dir Körpermessungen und Optionen zur Bestimmung des Körperfettanteils. Sollte dieser Punkt zutreffen, kannst du aufhören, dich verrückt zu machen. Schließlich läuft alles nach Plan.

Das Abnehmplateau überwinden

Nachdem du nun weißt, wie es in den meisten Fällen zu Abnehmplateaus kommt, ist es an der Zeit zu lernen, wie du sie überwinden kannst. Diese Maßnahmen können helfen:

Refeed Days und Pausen

Du denkst, dass du deinem Körper zu viel abverlangt hast und er sich deshalb weigert, weiter an Gewicht zu verlieren? Dann können Refeed Days sinnvoll sein. An diesen Tagen deckst du deinen Gesamtumsatz vollkommen, ohne ein Kaloriendefizit erreich zu wollen. Zunächst kannst du einen Refeed Day einlegen und sehen, ob sich über die nächsten zwei Wochen etwas an deinem Gewicht tut. Sollte dies nicht der Fall sein, ist eine längere Pause vom Kaloriendefizit angesagt. Diese sollte fünf bis zehn Tage andauern. Wichtig ist dabei, trotzdem nicht über die Strenge zu schlagen und den Gesamtumsatz nicht enorm zu überschreiten. Versuche einfach, dein Gewicht in dieser Zeit zu halten.

Training variieren

Ändere deine Gewohnheiten, was das Training betrifft, mehr oder weniger radikal. So bringst du deinen Stoffwechsel dazu, während des Trainings wieder mehr Energie zu verbrauchen. Wenn du bisher vor allem auf Krafttraining gesetzt hast, kannst du dieses beispielsweise reduzieren und dich dafür intensiver auf Cardio-Einheiten konzentrieren - und andersherum. Hier bietet sich auch die ideale Gelegenheit, ganz andere, bisher nicht von dir erprobte Sportarten und Trainingsmöglichkeiten auszuprobieren. Vielleicht entdeckst du so nebenbei eine neue Leidenschaft.

Ernährung aufpeppen

Versuche, wieder mehr Varianz in deine Ernährung zu bringen. Probiere neue Gerichte aus, sei experimentierfreudig und halte nicht an deinen gewohnten Mahlzeiten fest.

Jeder Schritt zählt

Ein Mehr an Bewegung ist nie verkehrt. Ganz abseits des Trainings gibt es verschiedene Möglichkeiten, eine Extraportion körperlicher Aktivität in den Alltag zu integrieren. Das klassische Beispiel: Treppensteigen, statt Aufzugfahren. Zusätzlich kannst du beispielsweise eine Haltestelle früher aus der Bahn aussteigen oder eine Station später einstiegen und so einige hundert Meter zu Fuß zurücklegen. Im Endeffekt zählt jeder Schritt.

Geduld

Ein Abnehmplateau ist kein Grund, in Panik zu verfallen und sämtliche Maßnahmen, die dagegen ergriffen werden können, brauchen eine gewisse Zeit, um anschlagen zu können. Erwarte also nicht, den Stillstand in wenigen Tagen zu überwinden, sondern gib dir und deinem Körper die Zeit, die gebraucht wird.

Der richtige Umgang mit Abnehmplateaus

Keine Frage: Abnehmplateaus sind lästig, nervenaufreibend und frustrierend. Entscheidend für den langfristigen Erfolg ist aber nicht das Plateau an sich, sondern dein Umgang damit. An dieser Stelle lässt sich ein Zitat des Schweizer Schriftstellers Max Frisch anführen:

"Die Krise ist ein produktiver Zustand. Man muss ihr nur den Beigeschmack der Katastrophe nehmen."

Natürlich stellt der Stillstand beim Gewichtsverlust eine Art Krise für dich dar. Das ist nur verständlich. Eine Katastrophe ist das Abnehmplateau aber nicht. Mit der richtigen Einstellung lässt es sich sogar produktiv nutzen. Immerhin ist es eine gute Gelegenheit, herauszufinden, ob du dein Gewicht halten kannst. Nutze die kleine Krise, um neue Ideen zu gewinnen und um deine Ernährung und dein Training genau unter die Lupe zu nehmen und zu optimieren. Sei dir dabei stets bewusst, dass kein Gewichtsverlust linear verläuft. Niemand nimmt konstant ein Kilo pro Woche ab. Der Weg zum Wunschgewicht ist von Hoch- und Tiefpunkten, von Auf und Abs und von Erfolgen und Misserfolgen geprägt. In der Fitness Szene wird hier gerne der folgende Satz bemüht:

"Niemand hat gesagt, dass es leicht wird. Aber es wird sich lohnen."

Kapitel 21: Der Jojo-Effekt und wie du ihm entgehst

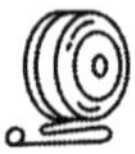

Er ist gefürchtet und verhasst: Der Jojo-Effekt. Seine Bedeutung lässt sich aus dem Namen ableiten. Das Jojo wird am Faden nach unten befördert und kommt direkt zur Hand zurück. Genauso verhält es sich, wenn dieser unbeliebte Effekt eintritt, mit dem Gewicht: Die Pfunde, die man mühsam verloren hat, kehren nach Beendigung der Diät zurück. Manchmal sogar noch in größerer Vielzahl, als zuvor. Dieses Kapitel klärt über die Gründe des Jojo-Effekts auf und vermittelt wertvolle Tipps, mit denen du ihm entgehen kannst.

Der Jojo-Effekt und das Überleben

Versetze dich einmal in die Lage deines Körpers: Wochenlang wird seine Energiezufuhr beschränkt, er hungert mitunter und befindet sich in einem absoluten Notzustand. Erhält er dann endlich wieder mehr Energie, bemüht er sich natürlich, diese zu speichern. Schließlich weiß man nie, wann die nächste Hungerzeit vor der Tür steht. Genau das ist die Ursache des Jojo-Effekts. Der Körper möchte sein Überleben sichern und tut was er kann, um Notreserven anzusammeln und Fett für schlechte Zeiten zu bunkern. Eigentlich verständlich, oder?

Dem Jojo-Effekt entgegenwirken

Dennoch muss es nicht unbedingt zum Jojo-Effekt kommen. Auf den Jojo-Effekt kann man auch getrost verzichten. Unsere Anti-Jojo Tipps unterstützen dich dabei, dein Wunschgewicht langfristig zu halten.

Langsam abnehmen

Mit Nulldiäten lässt sich innerhalb von zwei Wochen ein Gewichtsverlust von bis zu sieben Kilogramm erreichen. Im Anschluss - also sobald wieder wie gewohnt gegessen wird - sind die Pfunde allerdings ruck zuck wieder auf den Hüften. Wenn du dich unwohl in deiner Haut fühlst und unter deinem Gewicht leidest, ist es ganz selbstverständlich, dass du am liebsten so schnell wie möglich abnehmen möchtest. Doch nur ein langsamer Gewichtsverlust ist ein nachhaltiger Gewichtsverlust. Zu Beginn kann es gut sein, dass du mit dem Intervallfasten ein ganzes Kilogramm oder mehr pro Woche verlierst. Auf Dauer wird sich die wöchentliche Gewichtsreduktion aber irgendwo zwischen 250 und 600 Gramm einpendeln. Schwankungen sind dabei ganz normal. Um gesund und nachhaltig Gewicht zu verlieren, brauchst du also Geduld und einen langen Atem. Das ist mühsam, stellt aber die einzig sinnvolle Option dar.

Ernährung langfristig umstellen

Ein Garant dafür, dass die Pfunde zurückkommen, ist das Zurückkehren zu alten Ernährungsgewohnheiten nach der Diät. Daher solltest du dich damit konfrontieren, dass du deine Ernährung auf Dauer umstellen musst, um langfristig schlank zu werden und zu bleiben. Mit einer Crash-Diät von wenigen Wochen richtest du mehr Schaden an, als du gewinnst. Gewöhne deinen Körper an eine gesunde, ausgewogene Ernährung und bleibe dabei. Auch wenn du irgendwann nicht mehr im Intervall fasten möchtest, solltest du weiterhin auf deine Kalorienaufnahme achten und deine täglichen Mahlzeiten mit viel Obst und Gemüse - also mit Nahrungsmitteln mit niedriger Kaloriendichte - anreichern.

In Bewegung bleiben

Auch dein Sportprogramm solltest du nicht einfach abbrechen. Mit dem Einstieg hast du das Schwerste immerhin schon geschafft. Würdest du jetzt aufhören, Sport zu treiben, würdest du eine Gewichtszunahme riskieren. Möchtest du den Sport dann wieder aufnehmen, musst du schon nach wenigen Monaten nahezu wieder bei Null anfangen. Es lohnt sich also, dabei zu bleiben und auch nach dem Erreichen des Wunschgewichts weiter Sport zu treiben.

Regelmäßig wiegen und messen

Es empfiehlt sich, sich generell einmal pro Monat zu wiegen und zu messen. So erkennst du eine Gewichtszunahme frühzeitig und kannst entsprechend entgegenwirken, bevor allzu viele Pfunde ihren Weg zurück auf deine Hüften gefunden haben.

Kapitel 22: Den Stoffwechsel ankurbeln

Wie du bereits weißt, spielt der Stoffwechsel in Bezug auf die Gewichtsreduktion eine bedeutende Rolle. Es gibt verschiedene Möglichkeiten, den Metabolismus auf Trab zu bringen.

Wasser und grüner Tee

Der Stoffwechsel lässt sich tatsächlich durch die Aufnahme von Flüssigkeit anregen. Eine Studie der Berliner Charité bestätigt, dass das Trinken von einem halben Liter Wasser die Stoffwechselrate in der folgenden Stunde um bis zu 24 % erhöht. Dabei ist vor allem kaltes Wasser effektiv. Hier muss der Körper nämlich zusätzlich Energie aufwenden, um das Getränk auf Körpertemperatur zu bringen. Besonders zu empfehlen ist daneben grüner Tee. Der Tee enthält zum einen jede Menge Stoffe, zum Beispiel Antioxidantien, die sich positiv auf die Gesundheit auswirken, und kann die Fettverbrennung zum anderen um 10 % bis 17 % beschleunigen.

Sport

Sport kurbelt den Stoffwechsel an. Für den langfristigen Gewichtsverlust ist eine Mischung aus Kraft- und Ausdauersport empfehlenswert. In Bezug auf den Stoffwechsel hat sich insbesondere das HIIT (High Intensity Interval Training) bewährt. Dabei wechseln sich hochintensive Phasen mit weniger fordernden Regenerationsintervallen ab. Das Bemerkenswerte: Das HIIT führt zu einem sehr ausgeprägten Nachbrenneffekt. Der Körper verbrennt also auch dann noch Fett, wenn das Training schon beendet ist.

Nahrungsmittel

Es gibt Lebensmittel, die sich erwiesenermaßen beschleunigend auf den Stoffwechsel auswirken. Die folgende Tabelle verrät dir, welche Nahrungsmittel in diesem Zusammenhang als effektiv gelten und wie sie sich auswirken.

Nahrungsmittel	Wirkung auf den Metabolismus
Apfel	L-Carnitin erhöht die Stoffwechselrate, Ballaststoffe fördern die Verdauung
Avocado	Pektin beschleunigt den Stoffwechsel
Brokkoli	Calcium und Vitamin C in Kombination regen den Stoffwechsel an
Chili	Heizt dem Stoffwechsel ein und dient als Mineralstoffquelle
Ei	Vitamin B2 verbessert die Energiegewinnung, Aminosäuren regen den Metabolismus an
Erdbeere	Ballaststoffreiche Samen erhöhen die Stoffwechselrate
Grapefruit	Pektin bringt den Metabolismus in Schwung
Grüner Tee	Stoffwechsel wird durch Catechin und Polyphenol angekurbelt
Haferflocken	Ballaststoffe regen die Verdauung an
Ingwer	Stoffwechselbeschleunigung um bis zu 20 % beim Konsum von kleinen Mengen
Kokosöl	Mittelkettige Fettsäuren können nicht als Fett gespeichert werden, sondern werden unmittelbar verstoffwechselt
Knoblauch	Vitamin B6 und C kurbeln, gemeinsam mit verschiedenen Mineralstoffen, den Metabolismus an
Mandel	Fettsäuren maximieren die Stoffwechselrate

Traube	Fruchtsäuren, Mangan und Job bringen den Stoffwechsel auf Touren und regen die Fettverbrennung an
Zitrone	Entgiftung der Leber führt zu besserem Ablauf der Stoffwechselprozesse

Besonders hervorzuheben sind zudem Flohsamenschalen. Die Samenschalen haben die Fähigkeit, große Mengen an Wasser zu binden. Dadurch quellen sie im Darm auf und schließen mit dem Wasser auch Giftstoffe ein, die anschließend mit dem Nahrungsmittel ausgeschieden werden. So tragen sie zu einer gesunden Darmflora und einer guten Verdauung bei. Die Dosierungsempfehlung liegt bei einem Teelöffel Flohsamenschalen pro Tag, der am Morgen und auf leeren Magen eingenommen wird. Dazu sollte ein großes Glas Wasser getrunken werden.

Schlaf

Schlechter Schlaf erhöht das Risiko für Übergewicht. Wer zu wenig und mit Unterbrechungen schläft, sorgt dafür, dass der Körper mehr Ghrelin und weniger Leptin produziert. Ghrelin regt das Hungergefühl an, während Leptin für das Sättigungsgefühl verantwortlich ist. Eine durch und durch negative Auswirkung. Besonders wenn du Muskeln aufbauen willst, musst du deinem Körper genügend Schlaf gönnen. Der Aufbau findet nämlich während der Regenerationszeiten - also hauptsächlich im Schlaf - statt. Leider liegt dein Schlafverhalten nicht in jedem Fall in deiner Hand. Schlafstörungen können dir zum Beispiel schnell einen Strich durch die Rechnung machen. An dieser Stelle lautet das Stichwort "Schlafhygiene". Damit sind verschiedene Richtlinien gemeint, die zu einem gesunden, guten Schlaf beitragen. In diesem Sinne solltest du jeden Morgen um dieselbe Zeit aufstehen, abends zur selben Zeit ins Bett gehen, vor dem Schlafengehen frische Luft ins Zimmer lassen, elektronische Geräte aus dem Schlafzimmer verbannen und jegliche Lichtquellen auslöschen. Sind die Schlafstörungen hartnäckig, kommt man mit der bloßen Schlafhygiene allerdings nicht weit. Dann sollte Rat bei einem kompetenten Arzt gesucht werden. Medikamente, Entspannungsübungen und Therapien können dabei helfen, langfristig zu einem gesunden Schlafrhythmus zu finden.

Kalte Duschen

Während man sich im Winter dazu zwingen muss, tun kalte Duschen im Sommer sogar gut. Sommer wie Winter bringen sie den Stoffwechsel in Schwung. Durch das kalte Wasser muss der Körper mehr Energie aufwenden, um seine Temperatur zu halten. Schon 30 Sekunden unter der kalten Dusche sollten genügen.

Kapitel 23: Sinn und Unsinn - Supplemente zum Abnehmen

Es gibt schier unzählige Unternehmen, die ihr Geld mit Abnehmprodukten machen. Dabei handelt es sich in der Regel um Nahrungsergänzungsmittel, die zum Beispiel den Appetit zügeln oder die Fettverbrennung anregen sollen. In diesem Kapitel fassen wir die Supplemente genauer ins Auge und sehen uns an, wie sinnvoll sie wirklich sind.

Appetitzügler

Appetitzügler werden auch Anorektika genannt und sind beispielsweise in Apotheken und Drogerien zu finden. Die Supplemente beeinflussen entweder das Hungerzentrum oder das Sättigungszentrum im Hypothalamus - oder beides. Das Präparat nimmt also sehr direkt Einfluss auf das Gehirn und gaukelt dem Körper Sättigung, beziehungsweise Abwesenheit von Hunger, vor. Infolge dessen isst man natürlich weniger. Doch die Appetitzügler haben auch Nebenwirkungen, die nicht selten auftreten. Dazu gehören Schlafstörungen, Herzrasen, innere Unruhezustände und Bluthochdruck. Deshalb sollten die Supplemente, die teils rezeptfrei erhältlich sind, eigentlich nur in Absprache mit dem behandelnden Arzt eingenommen werden. Außerdem sollte auf mögliche Wechselwirkungen mit anderen Medikamenten geachtet werden.

Fettverbrennungs-Booster

Bei Fettverbrennungs-Boostern sorgen die Inhaltsstoffe, zum Beispiel grüner Tee, L-Tyrosin oder Koffein, dafür, dass die Körpertemperatur ansteigt, wodurch sich die Stoffwechselrate erhöht. Auch hier sind unerwünschte Begleiterscheinungen, zum Beispiel Herzrasen, Nervosität und Schlafstörungen, nicht unüblich.

Kalorienblocker

Die sogenannten Kalorienblocker verhindern, dass aufgenommenes Fett, Kohlenhydrate oder Zucker verstoffwechselt werden. Die Nährstoffe werden also unverarbeitet wieder ausgeschieden, sodass man natürlich weniger Kalorien aufnimmt. Die Nebenwirkungen dieser Supplemente äußern sich häufig in Verdauungsproblemen und Magenschmerzen.

Können Abnehm-Präparate helfen?

Die Antwort auf diese Frage lautet "Jein". Natürlich sind die Effekte, die solche Präparate haben können, nicht von der Hand zu weisen. Weniger Appetit und ein schnellerer Stoffwechsel können das Abnehmen definitiv erleichtern. Kalorienblocker ermöglichen es dagegen, Speisen zu sich zu nehmen, ohne dass der Körper ihren vollen Nährstoffgehalt aufnimmt. Das alles kann hilfreich sein und ist an und für sich nicht unbedingt falsch. Dennoch sollte man sich schon fragen, ob man denn wirklich zu Supplementen greifen muss. Abnehmen klappt schließlich auch ganz ohne unterstützende Präparate. Wer auf diese verzichtet, spart nicht nur Geld, sondern muss sich auch keine Sorgen um eventuelle Nebenwirkungen machen, die die Leistungsfähigkeit und das allgemeine Wohlbefinden beeinträchtigen können. Wer sich beim Abnehmen von Präparaten unterstützen lassen möchte, sollte sich zumindest beraten lassen. Die Pillen einfach so einzuwerfen, ist auf jeden Fall nicht empfehlenswert.

Hinweise zum Kauf von Abnehm-Präparaten

Hat man sich dazu entschieden, ein Präparat ausprobieren zu wollen, ist es essentiell wichtig, nicht einfach zu "irgendeinem" Produkt zu greifen. Auf diese Kriterien ist beim Kauf zu achten:

Inhaltsstoffe

Welche Stoffe machen das Präparat überhaupt wirksam? Der Anbieter eines Abnehm-Supplements sollte die Wirkungsweise seines Produktes in der Produktbeschreibung genau und verständlich schildern. Wenn du nicht nachvollziehen kannst, wie und warum ein Präparat wirkt, solltest du es nicht kaufen.

Dosierung

Wie viele Pillen müssen täglich geschluckt werden? Sieh dir vor dem Kauf die Dosierungsempfehlung an. Schließlich hast du vermutlich keine Lust, fünf Kapseln pro Tag schlucken zu müssen. Gute Präparate sind bei einer bis zwei täglichen Einnahmen wirksam.

Hersteller und Qualität

Greife keinesfalls zu NoName-Produkten. Der Markt für Abnehm-Produkte ist voller schwarzer Schafe, die unwirksame und im schlimmsten Fall sogar gesundheitlich schädliche Präparate vertreiben. Wenn du bei einem namhaften Hersteller kaufst, der einen Ruf zu verlieren hat, kannst du dir einigermaßen sicher sein, ein wirksames und gesundheitlich unbedenkliches oder sogar förderliches Produkt zu erhalten. Im Idealfall lässt der Produzent seine Produkte in regelmäßigen Abständen von unabhängigen Laboren prüfen.

Kapitel 24: Unterstützung beim Fasten - Apps, die dir den Rücken stärken

Apps können deine Erfahrung mit dem Intervallfasten sinnvoll und hilfreich begleiten. An dieser Stelle lernst du einige Apps kennen, die besonders beliebt und funktional sind. Dabei sind die meisten in einer Basis-Version kostenlos nutzbar, wobei monatliche oder einmalige Zahlungen fällig sind, damit auf den vollständigen Funktionsumfang zugegriffen werden kann.

Kalorienzähler

Mit diesen Apps kannst du Kalorien zählen:

FDDB Extender

FDDB ist der Onlinegigant in Bezug auf den Kaloriengehalt von Nahrungsmitteln. Die praktische App erlaubt es dir, nach sämtlichen Lebensmitteln zu suchen, um die Menge der enthaltenen Kalorien inklusive Angaben zu den Nährstoffen von rund 250.000 Produkten zu erhalten. Im Tagebuch kannst du die von dir konsumierten Nahungsmittel speichern, während du Lebensmittel und Gerichte, die regelmäßig auf deinem Speiseplan stehen, als Favoriten ablegen und so noch einfacher hinzufügen kannst.

FatSecret

Der Kalorienzähler FatSecret ist zu 100 % kostenlos und kann eine unterstützende Community bieten. Hier kannst du Kalorien zählen, gesunde Rezepte finden und dein tägliches Training notieren.

Fitatu

Fitatu wird als "einfachster Kalorienrechner der Welt" beworben und wird dem auch gerecht. Die Datenbank deckt 91 % aller Produkte, die der Markt zu bieten hat, ab, wobei die Maßeinheiten sich nicht auf Gramm beschränken, sondern auch in Löffeln, Scheiben oder Stück angegeben werden können. Ein Strichcodescanner rundet das Angebot dieser nützlichen App ab. Zusätzlich können eigene Rezepte hinzugefügt werden.

Fastenplaner

Diese Apps beziehen sich speziell auf das intermittierende Fasten:

BodyFast

Die absolut führende App im Bereich des Intervallfastens heißt BodyFast. Innerhalb der App kannst du deinen Fastenrhythmus auswählen und wirst zu Beginn der Fastenzeiten zuverlässig daran erinnert. Dein Gewicht kannst du mittels Gewichtsüberwachung eintragen und laufend aktualisieren, was dir deine Fortschritte vor Augen hält. In der kostenpflichtigen Premium-Version wird dir ein Fasten-Coach an die Seite gestellt. Du erhältst wöchentliche Fastenpläne, die auf deinen individuellen Angaben und Fortschritten basieren, und hast Zugriff auf zahlreiche relevante Statistiken, sowie auf den Wissenspool.

Hirschhausen-Diät App

Eckhardt von Hirschhausen konnte mit dem Intervallfasten erfolgreich abnehmen und bietet nun eine eigene App dazu an: Hirschhausen-Diät. Die App ist mit einem Intervalltimer mit zahlreichen praktischen Funktionen ausgestattet und enthält informatives, sowie humorvolles und motivierendes Audio-Material. So weit zur Gratisversion. Die Vollversion, die natürlich mit Kosten verbunden ist, verfügt zusätzlich über ein siebenwöchiges Intervallfasten Programm mit regelmäßigen, abwechslungsreichen Wochenaufgaben.

Gewohnheitstrainer und Motivations-Apps

Diese Apps helfen dir, schlechte Gewohnheiten hinter dir zu lassen, durch gute zu ersetzen und dabei niemals die Motivation zu verlieren:

Fabulous

Die App "Fabulous Motivate ME!" ist Preisträger des Google Material Design Awards 2016 und verfügt über mehrere hilfreiche Funktionen. Du kannst dir Ziele setzen und neue Routinen etablieren, wobei dir die App beispielsweise beim Einhalten eines gesunden Schlafrhythmus zur Seite steht. Im Fokus steht hier das Aufgeben schlechter und das Antrainieren guter Gewohnheiten.

Goalify

Goalify ermöglicht es dir, einen Überblick über deine Gewohnheiten zu gewinnen. Du kannst angestrebte Gewohnheiten hinzufügen und wirst täglich daran erinnert, diesen nachzugehen. Die abwechslungsreichen Challenges, in deren Rahmen du dich mit anderen Nutzern messen kannst, lockern das Ganze erfolgreich auf.

Coach.me

Bei Coach.me kannst du dein Ziel selbst festlegen und wirst auf dem Weg zum Erreichen von einer lebhaften Community begleitet. Das kostenpflichtige Private Coaching beinhaltet den Kontakt zu über 700 Coaches, die dir mit Rat und Tat zur Seite stehen.

Trainings-Apps

Die folgenden Apps sind dazu gedacht, dein Fitness Training zu tracken und zu verbessern:

Fitness-Tracker

Hierbei handelt es sich um einen simplen Schrittzähler, mit dem du an jedem Abend weißt, wie viele Schritte du über den Tag hinweg gegangen bist. Darüber hinaus erfährst du, wie viele Kalorien du verbrannt hast und kannst die App jederzeit mit deinem Fitness-Armband verbinden.

Freeletics Bodyweight

Wenn du deinen Körper trainieren möchtest, ohne Mitglied in einem Fitnessstudio zu werden, bietet sich die App Freeletics Bodyweight an. Sie erklärt zahlreiche Übungen, die ganz ohne Geräte und nur mit dem eigenen Körpergewicht funktionieren. Damit du die Übungen schnell nachmachen kannst, stehen veranschaulichende Videos bereit. Dabei bietet die App eine ausgewogene Mischung aus Übungen für die Kraft und die Ausdauer.

HIIT - Interval Training Timer

Diese App begleitet dein HIIT Workout. Die Dauer von Intensitäts- und Regenerationsintervallen kannst du ganz flexibel festlegen.

Daily Exercise

Lust auf ein Power-Workout Zuhause? Die Daily Exercise App bietet dir erklärte Trainingseinheiten in drei verschiedenen Schwierigkeitsstufen und eignet sich daher sowohl für Anfänger, als auch für fortgeschrittene Sportler.

Allrounder

Zum Schluss sehen wir uns einige Apps an, die guten Gewissens als Multitalente bezeichnet werden können:

Noom

Noom ist darauf ausgelegt, Langzeitresultate zu erzielen. Mit der App kannst du deinen Kalorienkonsum im Auge behalten, deine Bewegung tracken und langfristige Ziele verfolgen. Dabei besteht auch die Möglichkeit, dir einen individuelle Ernährungs- und Trainingsplan zusammenstellen zu lassen. Dein Erfolg wird über einen punktebasierten Score gemessen, was dich durchaus zusätzlich anspornen kann.

Yazio

Yazio wird derzeit bereits von über einer Million Menschen verwendet. Die Datenbank umfasst eine Vielzahl von Nahrungsmitteln, die tagtäglich konsumiert werden und wird durch ein Portal ergänzt, das bis zum Rand mit informativen Artikeln rund um die Themen Ernährung, Abnehmen und Sport gefüllt ist.

Lifesum

Lifesum beinhaltet verschiedene Ernährungspläne, zeitlich begrenzte Abnehmprogramme und zahlreiche Optionen, die einem das Leben leichter machen. Dazu gehören unter anderem die Einkaufsliste und der Mahlzeitenplaner. Als Nutzer kann man zudem auf viele gesunde Rezepte und Nährwertangaben zu verschiedenen Lebensmitteln und Gerichten zugreifen.

MyFitnessPal

Ziele setzen, Kalorienkonsum tracken und sportliche Aktivität einplanen? Das alles ist mit MyFitnessPal möglich. Die App, die mit mehr als 50 anderen Applikationen verknüpft werden kann, beinhaltet außerdem leckere Rezepte und viele Tipps rund um das Abnehmen.

Kapitel 25: Fragen und Antworten

Nun bist du am Ende dieses Buches angekommen. Zum Abschluss widmen wir uns Fragen, die sich Menschen besonders häufig zum Thema Intervallfasten stellen.

Kann ich auch im Intervall fasten, wenn ich nicht abnehmen möchte?

Das Intervallfasten muss nicht zwangsläufig auf einen Gewichtsverlust abzielen. Auch Menschen, die nicht abnehmen möchten, profitieren von den zahlreichen positiven Auswirkungen, die die Fastenmethode auf die Gesundheit hat. Wer sein Gewicht halten möchte, achtet ganz einfach darauf, seinen Gesamtumsatz zwischen den Fastenzeiten zu decken. Wird der Gesamtumsatz überschritten, kann man mit dem Intervallfasten sogar zunehmen.

Verliere ich beim Intervallfasten an Muskelmasse?

Diese berechtigte Frage kommt immer wieder auf. Die Erfahrungen vieler Menschen zeigen aber, dass das Fasten nicht automatisch zu einem Abbau von Muskeln führt. Wenn das Kaloriendefizit in einem gesunden Rahmen liegt, nie länger als 60 Stunden am Stück gefastet und wie gewohnt trainiert wird, verliert man keine Muskelmasse. Der Körper fängt erst dann an, Muskeln abzubauen, wenn er entweder zu wenig Proteine zur Verfügung hat, um die Muskeln zu erhalten, oder generell zu wenig Energie bekommt und die Muskeln infolge dessen aus Energiespargründen reduzieren möchte. Dieses Buch hat dir genug Know-How vermittelt, mit dessen Hilfe es dir kaum schwer fallen dürfte, deine Muskeln zu behalten. Die fördernde Wirkung, die das Intervallfasten auf die Ausschüttung von Wachstumshormonen hat, führt in vielen Fällen sogar dazu, dass der Muskelaufbau, während des intermittierenden Fastens, besonders einfach gelingt.

Wie lange sollte ich im Intervall fasten?

Da das Intervallfasten prinzipiell keine Diät, sondern eine Umstellung der Essgewohnheiten ist, kannst du den Zeitraum, indem du dich an die Fastenzeiten halten möchtest, frei bestimmen. Du kannst ein paar Wochen, mehrere Monate oder auch dein ganzes Leben lang im Intervall fasten. Das gilt allerdings nur für die "sanfteren" Varianten, wie 16:8 oder 18:6. Im 20:4 Rhythmus solltest du nicht länger als zwei oder maximal drei Monate fasten, da es wirklich schwierig ist, den Körper in den wenigen Stunden zwischen den Fastenzeiten ausreichend mit Nährstoffen zu versorgen.

Selbstheilungskräfte aktivieren mit dem Intervallfasten - geht das?

Das Thema Intervallfasten wird immer wieder in Zusammenhang mit dem Aktivieren der Selbstheilungskräfte gebracht. Das Fasten alleine kann hier tatsächlich etwas bewirken. Während dies lange nur von Heilpraktikern und Esoterikern geglaubt wurde, belegen mittlerweile Studien, dass Fasten die Selbstheilungskräfte aktiviert. Die Ernährung an sich ist ebenfalls in der Lage, die Selbstheilungskräfte des Körpers zu entfesseln. Eine Ernährung, die gezielt an das bestehende Krankheitsbild angepasst wird, kann auf lange Sicht dazu beitragen, dass der Betroffene weniger oder gar keine Medikamente mehr braucht und deutlich mehr Lebensqualität hat. Auf Selbstheilungskräfte zu vertrauen, ist aber eine riskante Sache.

Natürlich: Bei einem Schnupfen und anderen wenig kritischen Leiden auf die Selbstheilungskräfte zurückzukommen und zu versuchen, sich mit der richtigen Ernährung selbst zu heilen, kann man durchaus wagen. Geht es aber um ernsthafte Erkrankungen, wie zum Bespiel Krebs, wäre es ein fataler und vermutlich tödlicher Fehler, sich selbst heilen zu wollen und schulmedizinische Therapien vollständig abzulehnen. Begleitend kann dann immer noch an die Selbstheilungskräfte appelliert werden. Dann sollte man sich aber unbedingt mit dem behandelnden Arzt absprechen. Schließlich beeinflussen manche Lebensmittel spezielle Medikamente und deren Wirkung, sodass eine Kontraindikation ausgeschlossen werden muss.

Wie lange muss ich Intervallfasten, um sichtbare Ergebnisse zu erzielen?

Das hängt ganz davon ab, wie hoch dein Ausgangsgewicht ist, wie genau du dich an deinen Rhythmus hältst und mit wie viel Disziplin du an die Sache herangehst. Generell gilt: Je höher das Startgewicht, desto schneller purzeln auch die Pfunde - zumindest zu Beginn. Bist du also ohnehin schon eher schlank und möchtest nur fünf bis sieben Kilo verlieren, wird es bei dir etwas länger dauern, bis du erste sichtbare Erfolge feiern kannst. Aber noch bevor sich etwas an deinem Gewicht tut, wirst du schon verschiedene andere Vorteile des intermittierenden Fasten am eigenen Leib spüren können. Du wirst seltener Heißhungerattacken haben und besser ein- , sowie tiefer durchschlafen.

Eignet sich das intermittierende Fasten für Vegetarier und Veganer?

Selbstverständlich können auch Menschen, die sich vegetarisch oder vegan ernähren, im Intervall fasten. Schließlich schreibt die Ernährungsform den Verzehr von tierischen Produkten in keinster Weise vor.

Muss ich vor Beginn des Intervallfastens zwangsläufig einen Arzt konsultieren?

In den meisten Fällen ist es absolut nicht nötig, das Vorhaben mit dem Intervallfasten mit einem Arzt zu besprechen. Nämlich dann, wenn du gesund bist. Liegen allerdings Erkrankungen vor, ist es ratsam, sich mit dem behandelnden Arzt kurzzuschließen.

Kann ich weiter fasten, wenn ich erkältet bin?

Grundsätzlich spricht nichts dagegen, mit einer leichten Erkältung ganz normal weiterzumachen. Wächst sich diese aber zu einer ernsten Grippe aus, solltest du das Fasten unterbrechen, bis du wieder gesund bist. Schließlich braucht dein Körper mehr Energie, wenn er gegen eine Krankheit kämpft. Letztendlich kannst aber nur du einschätzen, wie es dir geht und was deinem Körper guttut. Deshalb musst du diese Frage für dich selbst beantworten.

Kann ich während dem Intervallfasten so viel Sport machen, wie ich will?

Prinzipiell ja. Das Intervallfasten soll dich auf Dauer nicht in deiner sportlichen Leistungsfähigkeit einschränken, sondern im Idealfall sogar darin unterstützen. In den ersten Tagen ist es dennoch ratsam, eine Stufe zurückzuschalten und es etwas langsamer angehen zu lassen. Du solltest berücksichtigen, dass die Umstellung deinen Körper kurzfristig schwächen und weniger leistungsfähig machen kann. Auf lange Sicht kannst du deinem Sportprogramm aber wie gewohnt nachgehen und, wenn du willst, sogar noch eine Schippe draufpacken.

Schlusswort

An dieser Stelle sind wir schon am Ende dieses Buches angekommen. Du hast eine umfangreiche Einführung des Intervallfastens hinter dir. Dabei wurden alle wichtigen Aspekte dieser Ernährungsumstellung angesprochen. So hast du keine weiteren Ausreden, um zu zögern, sondern kannst direkt damit starten das Gelernte umzusetzen und einen neuen Lebensabschnitt, mit einem ganz neuen Wohlbefinden, zu starten.

Wenn dir dieses Buch gefallen und geholfen hat, dann würde ich mich sehr über dein Feedback freuen. So kannst du anderen Menschen ebenfalls dabei helfen, dass sie ihr Grübeln loswerden und hinter sich lassen können.

Ich wünsche dir auf deinem Weg zu einem neuen Selbst nur das Beste, sodass du dein Leben ohne Kilosorgen in vollen Zügen genießen kannst.

Pauline Höppner

Nimm dir Zeit...

An dieser Stelle kannst du dir Zeit nehmen, um deine Gedanken aufzuschreiben. Eventuell möchtest du auch deinen eigenen Fortschritt oder deine ganz eigenen Tipps notieren. Das kannst du an dieser Stelle machen.

Weitere Werke von ***KR*** *Publishing*

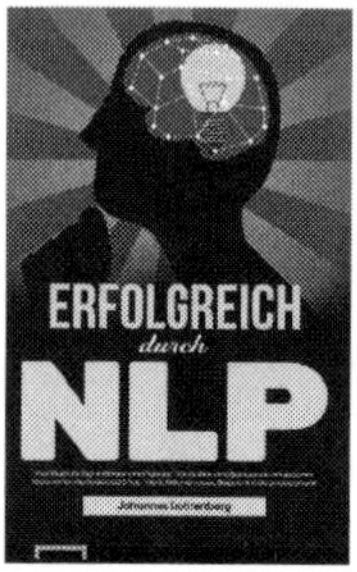

Erfolgreich durch **NLP**

Johannes Lichtenberg

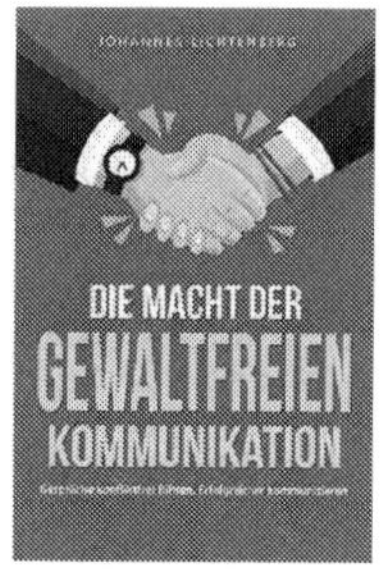

Die Macht der
Gewaltfreien Kommunikation

Johannes Lichtenberg

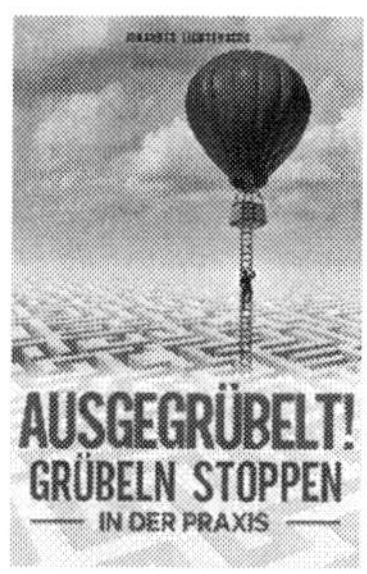

Ausgegrübelt!
Grübeln stoppen
in der Praxis

Paula Weinbach

Lust auf mehr?

Dir sind noch einige Dinge unklar?
Bei dir sind nach dem Lesen Fragen aufgekommen?
Du hast Anregungen und Feedback?
Oder du möchtest immer auf dem Laufenden bleiben, wenn neue Bücher der Autoren von KR Publishing auf den Markt kommen?

Dann schreibe uns gerne eine Email an:
kontakt@KRpublishing.de

Wir freuen uns über jegliches Interesse!

KR

Impressum

Pauline Höppner wird vertreten durch:

KR Publishing
Mundsburger Damm 26
22087 Hamburg
Deutschland

Cover made by lauria | fiverr.com

Icons | flaticon.com

Printed in Poland
by Amazon Fulfillment
Poland Sp. z o.o., Wrocław

54268752R00074